ARCHIV FÜR TIERERNÄHRUNG

UNTER MITWIRKUNG VON

Prof. Dr. Dr. W. Lenkeit, Göttingen. Prof Dr. K. Nehring, Rostock
Prof. Dr. Dr. Dr. h. c. Dr. h. c. Dr. h. c. A. Scheunert, Potsdam-Rehbrücke
Prof. Dr. Dr. W. Wöhlbier, Stuttgart-Hohenheim

HERAUSGEGEBEN VON

ERNST MANGOLD

Prof. Dr. med. Dr. phil. Dr. med. vet. h. c. Dr. agr. h. c. Dr. agr. h. c.
Direktor em. des Instituts für Tierernährungslehre
der Humboldt-Universität Berlin

6. BAND
Ausgegeben am 1. April 1956
HEFT

2

AKADEMIE-VERLAG · BERLIN

ARCH. TIERERNÄHRUNG · 6. BAND NR. 2 · S. 61–128 · BERLIN · 1. APRIL 1956

INHALT

Das Archiv für Tierernährung erscheint zweimonatlich in Heften zu 64 Seiten im Format 17,5 × 25 cm. Der Preis des Heftes beträgt DM 8,50. 6 Hefte werden zu einem Band vereinigt. Der Besteller muß sich zur Abnahme eines Bandes verpflichten. Die Hefte werden jeweils einzeln berechnet. Im Jahre erscheint nicht mehr als 1 Band. Bestellungen werden direkt an den Akademie-Verlag GmbH., Berlin W 8, Mohrenstraße 39 oder über eine wissenschaftliche Buchhandlung erbeten.

Manuskriptsendungen — zugelassen sind die vier Kongreßsprachen — sind an den Herausgeber, Herrn Prof. Dr. Ernst Mangold, Berlin N 4, Invalidenstr. 42, zu richten. Mit der Veröffentlichung geht das alleinige Verlagsrecht an das Archiv für Tierernährung über. Daher müssen Arbeiten, die bereits an anderer Stelle veröffentlicht worden sind, zurückgewiesen werden. Die Verfasser verpflichten sich, Manuskripte, die vom Archiv für Tierernährung angenommen worden sind, nicht an anderer Stelle zu veröffentlichen.

Die Verfasser erhalten von größeren wissenschaftlichen Arbeiten 50 Sonderdrucke unentgeltlich Den Manuskripten beiliegende Zeichnungen müssen sauber, in zweifacher Größe ausgeführt sein. Wenn sie nicht voll reproduktionsfähig nach den Vorschriften des Normblattes DIN 474 eingereicht werden, ist die Beschriftung nur mit Bleistift einzutragen. Zur Herstellung von Netzätzungen sind nur einwandfreie Photographien brauchbar.

Für alle Literaturzitate sind die Vorschriften des Normblattes DIN 1502 und 1502 Beiblatt I maßgebend. Die Zitate müssen den Verfasser (mit den Anfangsbuchstaben der Vornamen), den vollständigen Titel der Arbeit und die Quelle mit Band, Seitenzahl und Erscheinungsjahr enthalten. Das Literaturverzeichnis soll alphabetisch geordnet sein.

Herausgeber und verantwortlich für den Inhalt: Prof. Dr. med. Dr. phil. Dr. med. vet h. c. Dr. agr. h. c. Dr. agr. h. c. Ernst Mangold, Berlin N 4, Invalidenstraße 42 (Fernruf 42 49 64). Verlag: Akademie-Verlag GmbH., Berlin W 8, Mohrenstraße 39 (Fernruf: 20 03 86); Postscheckkonto: 350 21. Bestell- und Verlagsnummer dieses Heftes 1010/VI/2. Das Archiv für Tierernährung erscheint vorläufig jährlich in 1 Band zu 6 Heften. Bezugspreis je Einzelheft DM 8.50, ausschließlich Porto und Verpackung. Satz und Druck: Robert Noske, Borna (Bez. Leipzig). Veröffentlicht unter der Lizenz-Nr. 1213 des Amtes für Literatur und Verlagswesen der Deutschen Demokratischen Republik. Printed in Germany.

Aus dem Max Planck-Institut für Tierzucht und Tierernährung, Mariensee/Trenthorst
(Direktor: Prof. Dr. M. WITT)

M. WITT

Über den Einfluß verschiedener Beifuttermittel auf den Fettgehalt der Milch bei Weidegang *)

1. Problemstellung

Es werden sehr verschiedene Gründe angeführt, die eine Zufütterung auf der Weide als zweckmäßig erscheinen lassen oder erscheinen lassen sollen. Manche wollen damit den Kühen den Übergang vom Stall zur Weide erleichtern [3, 9], andere Grastetanie verhindern [6, 8, 12], Dritte weisen auf die physiologischen Belastungen hin, die das starke Laxieren der Tiere auslöst [4]. Dann hätte man gerne mit dem Beifutter das enge Nährstoffverhältnis des Weidegrases erweitert [1, 18, 19] oder das Weideeiweiß damit zu einer besseren physiologischen Verwertung gebracht. Zuweilen macht man sich — allerdings völlig überflüssigerweise — Sorgen, der verhältnismäßig hohe Eiweißgehalt des jungen Weidegrases könnte gesundheitliche Schädigungen der Tiere durch Eiweißüberfütterung herbeiführen [5, 10, 11]. Man spricht weiter sogar von „Schädigungen des tierischen Organismus durch ständige einseitige Weideernährung" [11].

In allen Betrieben mit geringem Grünlandanteil aber ist die Beifütterung stets notwendig, um die Weide zu strecken, einen zu kahlen Verbiß zu verhindern, Möglichkeiten für genügend Aufwuchs zu schaffen.

Als ein besonders wichtiges Argument für die Beifütterung wird die Annahme angeführt, man könne das ganz allgemein zu Beginn des Weideganges zu beobachtende *Absinken des Fettgehaltes der Milch verhindern* oder doch wenigstens verringern.

Diese Abhandlung dient dem Zweck, einen weiteren Beitrag zur Klärung gerade dieser wissenschaftlich so hoch interessanten und praktisch so bedeutsamen Frage zu liefern.

Dieser Rückgang im Fettgehalt der Milch beläuft sich oft auf 0,5% und mehr. Im allgemeinen aber bekommt der Hof für seine Milch je Fettprozent etwa 6 Pfg. bezahlt. Wenn also der Fettgehalt auf der Weide um 0,5% absinkt, verringert sich der Erlös je kg Milch um 3 Pfg. Das ist ein sehr hoher wirtschaftlicher Verlust. Allerdings erfordert die Erzeugung einer fettärmeren Milch an sich etwas weniger Nährstoffe als die einer fettreicheren. Bei einem Rückgang des Fettgehaltes von 4% auf 3,5% verringert sich der Leistungsanteil

*) Die Mittel für die Durchführung dieser Untersuchungen stellte im wesentlichen die Deutsche Forschungsgemeinschaft zur Verfügung.

je kg Milch von 275 StE auf 250 StE, also um 25 StE, die im Grundfutter mit etwa 0,75 Pfg., im Kraftfutter mit 1,25 Pfg. anzurechnen wären. Die Weide aber stellt ja dieses Mehr an Nährstoffen, insbesondere auch die etwas höhere Eiweißmenge, der Kuh zur Verfügung, ohne daß dieses Futter sonst genutzt werden könnte. Bei Weidegang steht also dem Rückgang im Fettgehalt der Milch praktisch durchaus keine Ersparnis an Futter gegenüber. Der sich dabei ergebende Ausfall an Milchgeld stellt demnach einen vollen Verlust dar, und dieser würde sich bei einem Bestand von 10 Kühen, von denen man je Tier am Tag im Durchschnitt 10 kg Milch an die Molkerei liefert, bei einer Differenz im Fettgehalt von durchschnittlich 0,5% auf (100 × 3 =) 3,00 DM belaufen.

Daraus ergibt sich vom Hofe her der Wunsch und die Notwendigkeit, immer wieder nach neuen Mitteln und Möglichkeiten zu suchen, *den Fettgehalt der Milch auf der Weide zu halten.* Allerdings wären dabei nur jene Lösungen praktisch interessant, bei denen man durch die dann erzielten höheren Milchgeldeinnahmen die Kosten für das dazu erforderliche Futter und die dabei entstehende Mehrarbeit usw. abgelten könnte. Es hat den Anschein, als ob man gerade diesen sehr nüchternen wirtschaftlichen Gesichtspunkt gar zu oft und gar zu gerne außer acht läßt.

2. Versuchsdurchführung

Aber wenn man genaue Auskunft über das Verhalten des Fettgehaltes der Milch während des Weideganges erhalten will, dann reichen die der Praxis allgemein zur Verfügung stehenden Daten der dreiwöchentlichen Milchkontrollen nicht aus, auch nicht die Ergebnisse von täglich, von den Molkereien durchgeführten Fettgehaltsbestimmungen. Ebenso kann sich das Bild verwischen, wenn man täglich den Fettgehalt an einer Durchschnittsprobe des Gesamtbestandes eines Hofes ermittelt, weil zwischendurch z. B. die eine Kuh trockengestellt, eine andere frischmilchend geworden sein kann, man andere Milch zum Tränken der Kälber oder für den Haushalt verwendete.

Es ist also schon notwendig, über die in Betracht kommende Zeit stets die gleichen Tiere zu beobachten und an jedem einzelnen Tier die tägliche Milchkontrolle vorzunehmen. Außerdem sollte man die Kühe nach Rassen getrennt untersuchen, um gegebenenfalls vorhandene rassebedingte Unterschiede zu erfassen. Auch kann es sein, daß Kühe bei hohen Tagesleistungen anders reagieren als bei niedrigeren, daß die Höhe des Fettgehaltes der Milch den Umfang der Reaktion auf den Weidegang beeinflußt und daß das Laktationsalter von Bedeutung ist. Weiter mag die Höhe der Niederschlagsmengen, die Sonnenscheindauer, die Höhenlage, die Düngung, die Qualität des Bodens und der Weide den Einfluß des Weideganges verstärken oder kompensieren.

Frühere Versuche an dem etwa 450 Kühe umfassenden Milchviehbestande des Instituts haben jedoch gezeigt, daß bei diesen Tieren eine weitgehende Übereinstimmung im Verhalten des Fettgehaltes der Milch während des Weideganges unabhängig von der Höhe der Milchmenge und des Fettgehaltes der

Milch in den bei Hannover und bei Lübeck gelegenen Versuchswirtschaften bestand, obwohl recht große Unterschiede im Klima, in der Zusammensetzung der Weidenarbe, in den genetischen Grundlagen der Milchviehbestände, im Melkpersonal usw. vorhanden sind. Nicht uninteressant ist aber auch, daß die in den einzelnen Versuchswirtschaften von Jahr zu Jahr wiederholten Versuche zu dem gleichen Ergebnis führten. Die im Max-Planck-Institut für Tierzucht und Tierernährung erarbeiteten Ergebnisse dürften daher doch für eine recht große Anzahl anderer Betriebe als ebenfalls zutreffend anzusehen sein.

Wenn man jedoch Klarheit über die Wirkung verschiedener Beifuttermittel auf den Fettgehalt der Milch während des Weideganges erhalten will, ist es zweckmäßig, zunächst an einer möglichst großen Anzahl von Kühen zu untersuchen, wie sie sich in ihrem Fettgehalt verhalten, wenn man sie nicht zufüttert.

Dies soll die erste Aufgabe dieser Arbeit sein. Danach wird geprüft, ob sich der Fettgehalt der Milch während des Weideganges durch eine *Beifütterung von Trockenschnitzeln* beeinflussen läßt.

Ein weiterer Abschnitt gilt der Klärung der Frage, ob sich die Kühe in den ersten drei Wochen des Weideganges anders verhalten als in den folgenden Wochen. Danach werden die Ergebnisse einer *Beifütterung von GK-Rüben* besprochen.

Es folgt ein Vergleich der Wirkung einer Beifütterung von Trockenschnitzeln und einer Zugabe eines sehr *eiweißreichen*, nur aus Erdnußmehl und Sojaschrot bestehenden Gemisches, das einmal in geringeren und dann in größeren Tagesgaben verabreicht wurde.

Zur Ergänzung des Überblickes werden schließlich noch einige mit *anderen Beifutterarten* gewonnene, bereits veröffentlichte Versuchseergebnisse des Instituts angeführt.

Die über Menge und Fettgehalt der Milch angeführten Zahlen gründen sich auf die bei jeder Kuh *täglich durchgeführte Milchkontrolle.* Das Futter wurde individuell jeder Kuh im Freßbeutel zugeteilt. Von jedem der dabei verwendeten Futtermittel wurde eine Analyse angefertigt. Alle Kühe, die bei dieser Auswertung berücksichtigt wurden, gehörten der Rasse des schwarzbunten Tieflandrindes an.

3. Versuchsergebnisse.

A. Verhalten des Fettgehaltes der Milch bei Weidegang ohne Zufutter.

Zur Überprüfung der Frage, wie sich der Fettgehalt der Milch ohne Zufutter auf der Weide entwickelt, wurden nur Kühe herangezogen, die von einem Tag zum andern ganztägig vom Stall auf die Weide kamen, die auch nicht für eine Nacht wieder in den Stall genommen wurden, die bis zum Austrieb das normale Winterfutter erhalten hatten und auch in den ersten Weidetagen kein Heu und kein Stroh hinzufressen konnten.

Es wurde zunächst eine frischmilchende, aus 31 Kühen bestehende Gruppe mit hohen Tagesleistungen zusammengestellt, die in den letzten beiden Stallwochen eine Durchschnittsleistung von 23,6 kg Milch mit 3,79% Fett hatte und im Durchschnitt seit 63 Tagen Milch gab. Eine zweite aus 19 Tieren bestehende Gruppe umfaßte Kühe, die sich beim Austrieb ebenfalls am Anfang der Laktation — im Mittel am 59. Laktationstag — befanden, aber mit ihren Milchleistungen niedriger lagen. Diese beliefen sich im Durchschnitt der letzten beiden Stallwochen auf 13,4 kg Milch mit 4,14% Fett. Eine dritte Gruppe mit 16 Kühen befand sich bei Austrieb auf die Weide etwa in der Mitte der Laktation, der Gruppendurchschnitt betrug 128 Tage. Diese Tiere lieferten in den letzten beiden Wochen im Stall im Durchschnitt 15,8 kg Milch mit 3,98% Fett.

Da diese drei Gruppen ein ziemlich gleichmäßiges Verhalten in der Entwicklung des Fettgehaltes der Milch auf der Weide zeigten, wurde sie zusammengefaßt zu einer Gruppe, die dann aus 66 Kühen bestand. Endlich wurden noch 15 altmelkende Kühe als vierte Gruppe gebildet, die zu Beginn der Weidezeit im Durchschnitt 204 Tage in Milch standen und zwischen der 10. und 14. Weidewoche trockengestellt wurden. Die Durchschnittsleistung dieser Tiere belief sich in den letzten beiden Stallwochen auf 7,6 kg Milch mit 4,65% Fett. Über die Leistungen dieser verschiedenen Gruppen zu Beginn und gegen Ende der Weidezeit gibt die Übersicht Nr. 1 Auskunft.

Übersicht Nr. 1. *Leistungen der einzelnen Gruppen zu Beginn und Ende der Weidezeit*

Gruppe	Laktionsstand	Zahl der Tiere	Durchschnittsleistungen d. letzten beiden Stallwochen			Leistungen gegen Ende der Weidezeit		
			Milch kg	σ	Fett %	Milch kg	σ	Fett %
1	frischmelkend hohe Leistung	31	23,6	4,45	3,79	12,9	2,46	3,68
2	frischmelkend geringe Leistung	19	13,4	2,08	4,14	7,6	1,92	4,30
3	Mitte der Lakt.	16	15,8	4,71	3,98	6,8	2,4	3,85
	∅ Gruppe 1—3:	66	18,6	4,0	3,90	9,9	2,31	3,85
4	altmelkend	15	7,6	2,91	4,65	5,9	1,71	4,67

Wie sich aus den Werten für die in der Übersicht Nr. 1 angeführte Standardabweichung ergibt, sind die Gruppen 2 und 4 etwas ausgeglichener als die Gruppen 1 und 3. Außerdem zeigt sich, daß die Gruppen 1 und 2 bei Weidebeginn und bei Weideende in ihren Durchschnittswerten signifikant verschieden sind. Es wurden also wirklich Tiere miteinander verglichen, die bei gleichem Laktationsstand wesentliche Unterschiede in ihrer Milchleistung aufzuweisen hatten.

Wie sich dann der *Fettgehalt der Milch in den einzelnen Gruppen* während der letzten beiden Stallwochen und der ersten 20 Weidewochen entwickelte, zeigt die folgende Übersicht Nr. 2.

Übersicht Nr 2. *Veränderungen des Fettgehaltes der Milch bei Weidegang ohne Zufutter*

Woche	Gruppe 1 frischmelkend hohe Leistung n = 31			Gruppe 2 frischmelkend geringe Leist. n = 19			Gruppe 3 Mitte der Laktation n = 16			Durchschnitt Gruppe 1-3 n = 66			Gruppe 4 altmelkend n = 15		
	Milch kg	Fett %	Fett % rel.	Milch kg	Fett %	Fett % rel.	Milch kg	Fett %	Fett % rel.	Milch kg	Fett %	Fett % rel.	Milch kg	Fett %	Fett % rel.
Stall 2.	23,94	3,81	100	13,66	4,13	100	16,01	4,02	100	18,69	3,92	100	7,48	4,76	100
1.	23,27	3,76		13,16	4,14		15,52	3,94		18,46	3,87		7,71	4,54	
∅	23,61	3,79	100,0	13,41	4,14	100,0	15,77	3,98	100,0	18.58	3,90	100,0	7,60	4,65	100,0
Weide 1.	21,69	4,09	107,9	12,69	4,78	115,5	14,42	4,29	107,8	17,24	4,27	109,5	7,55	5,23	112,5
2.	21,90	3.78	99,7	12,86	4,48	108,2	15,28	3,88	97,5	17,69	3,95	101,3	8,49	4,81	103,4
3.	20,85	3,66	96,6	12,81	3,97	95,9	15,28	3,59	90,2	17,18	3,71	95,1	8,64	4,38	94,2
4.	21,11	3,48	91,8	12,68	3,85	93,0	14,95	3,56	89,4	17,19	3,57	91,5	8,37	4,41	94,8
5.	20,22	3,49	92,1	12,48	3,75	90,6	14,38	3,55	89,2	16,58	3,56	91,3	8,44	4,17	*89,7*
6.	19,88	3,41	90,0	12,02	3,75	90,6	14,08	3,54	88,9	16,21	3,51	90,0	8,16	4,29	92,3
7.	19,00	3,38	89,2	11,65	3,79	91,5	13,18	3,46	86,9	15,47	3,48	89,2	7,54	4,46	95,9
8.	17,64	3,37	88,9	11,36	3,63	*87,7*	12,77	3,34	*83,9*	14,65	3,42	*87,7*	7,19	4,39	94,4
9.	17,74	3,38	89,2	10,68	3,74	90,3	12,25	3,44	86,4	14,72	3.47	89,0	6,63	4,55	97,8
10.	17,40	3,36	*88,7*	10,44	3,72	89,9	12,01	3,46	86,9	14,09	3,45	88,5	5,87	4,67	100,4
11.	16,65	3,36	88,7	10,05	3,76	90,8	11,21	3,37	84,7	13,43	3,45	88,5			
12.	16,86	3,33	87,9	10,02	3,76	90,8	11,06	3,40	85,4	13,48	3,44	88,2			
13.	15,49	3,50	92,3	9,98	3,80	91,8	10,54	3,49	87,7	12,70	3,56	91,3			
14.	15,78	3,40	89,7	9,46	3,87	93,5	10,41	3,56	89,4	12,65	3,54	90,8			
15.	15,61	3,38	89,2	8,94	3,93	94,9	9,47	3,65	91,7	12,20	3,55	91,0			
16.	15,05	3,48	91,8	8,69	3,91	94,4	9,06	3,67	92,2	11,76	3,61	92,6			
17.	14,11	3,47	91,6	8,43	4,08	98,6	8,68	3,66	92,0	11,16	3,64	93,3			
18.	14,08	3,46	91,3	8,00	4,23	102,2	7,95	3.81	95,7	10,84	3,69	94,6			
19.	13,54	3,52	92,9	7,39	4,25	102,7	7,44	3,86	97,0	10,29	3,73	95,6			
20.	12,87	3,68	97,1	7,61	4,30	103,9	6,77	3,85	96,7	9,88	3,85	98,7			

Man sieht zunächst, daß sich der Fettgehalt der Milch in der ersten Weidewoche, dann also, als die Kühe besonders eiweißreiches und besonders rohfaserarmes Gras aufnahmen, bei allen Gruppen, unabhängig davon, ob sie viel Milch (Gruppe 1) oder wenig Milch (Gruppe 4) gaben, nicht verringerte, sondern nicht unerheblich anstieg. In der Woche danach, als das Gras ebenfalls noch ziemlich eiweißreich war, fiel der Fettgehalt durchaus nicht plötzlich ab, sondern er ging langsam nach und nach zurück, auch über die 3. und 4. Woche, am Ende des ersten Umtriebs, als die Tiere auf Umtriebs- oder Portionsweiden gingen, auf denen das Gras schon recht lang und rohfaserreich geworden war.

Die Gruppen 1—3 erreichten im Durchschnitt den tiefsten Stand des Fettgehaltes mit 3,42% in der 8. Weidewoche, in der der Fettgehalt 87,7% des in den letzten beiden Stallwochen ermittelten Fettgehaltes betrug. Die Kühe mit der höheren Milchleistung (Gruppe 1) erreichten wohl den tiefsten Stand des Fettgehaltes mit 3,36% im Durchschnitt in der 10. Woche, die altmelkenden Kühe der Gruppe 4 mit 4,17% in der 5. Weidewoche.

Ob die Höhe der Milchleistung oder der Stand der Laktation für diese kleinen Unterschiede im Verhalten ausschlaggebend ist, müßte in weiteren Versuchen überprüft werden. Bemerkenswert aber dürfte sein, daß die Kühe der Gruppen 2 und 3, die sich bei unterschiedlichem Laktationsalter bei etwa gleicher Milchleistung befanden, sich ziemlich übereinstimmend verhielten.

Bei diesem niedrigen Fettgehalt, den die Tiere in etwa der 8. Woche erreichten, blieben sie ungefähr vier Wochen lang stehen, die Tiere mit den höheren Leistungen (Gruppe 1) etwas länger als die Kühe mit den geringeren Milchleistungen (Gruppe 2). Aber nach diesen vier Wochen begann der Fettgehalt der Milch dann allmählich wieder anzusteigen, ohne daß irgendwie im Futter oder auch sonst eine Änderung eintrat. Gegen Ende der Weideperiode erreichten die Tiere dannn den Fettgehalt, den sie in den letzten beiden Stallwochen gehabt hatten, allerdings bei wesentlich geringeren Milchleistungen.

Die Durchschnittszahlen der 66 Kühe der Gruppen 1 bis 3 sind in Abb. 1a dargestellt. In der Abb. 1b sind die Durchschnittswerte von 31 frischmilchenden Kühen mit hoher Milchleistung (Gruppe 1) den entsprechenden Zahlen von 19 frischmilchenden Kühen mit geringerer Milchleistung (Gruppe 2) gegenübergestellt. In der Abb. 1c sind Tiere im späteren Laktationsstadium zusammengefaßt, und zwar die 16 Kühe der Gruppe 3 (Mitte der Laktation) und die 15 Kühe der Gruppe 4 (altmelkend).

Auch kommt in diesen Abbildungen die große Übereinstimmung im Verhalten des Fettgehaltes der Milch zum Ausdruck.

Daß dann der Rückgang des Fettgehaltes bei Kühen mit einem ziemlich niedrigen Fettgehalt von 3,29% (26,3 kg Milch) verhältnismäßig etwa ebenso stark ist, wie bei Kühen mit einem durchschnittlichen Fettgehalt von 4,46% (16,3 kg Milch), ließ sich in einem Bericht für die Tagung der Europäischen Vereinigung für Tierzucht in Reading nachweisen [15].

Um diese Frage auch an den Tieren dieses Versuches zu überprüfen, sind aus der Gruppe 1, die 31 Tiere mit den höheren Milchleistungen umfaßt, die 10 Kühe mit dem höchsten und die 10 Kühe mit dem niedrigsten Fettgehalt zu je einer Gruppe zusammengestellt. Das gleiche erfolgte dann bei den 35 Kühen der beiden Gruppen 2 und 3. Das Ergebnis dieser Berechnungen ist in der Übersicht Nr. 3 wiedergegeben.

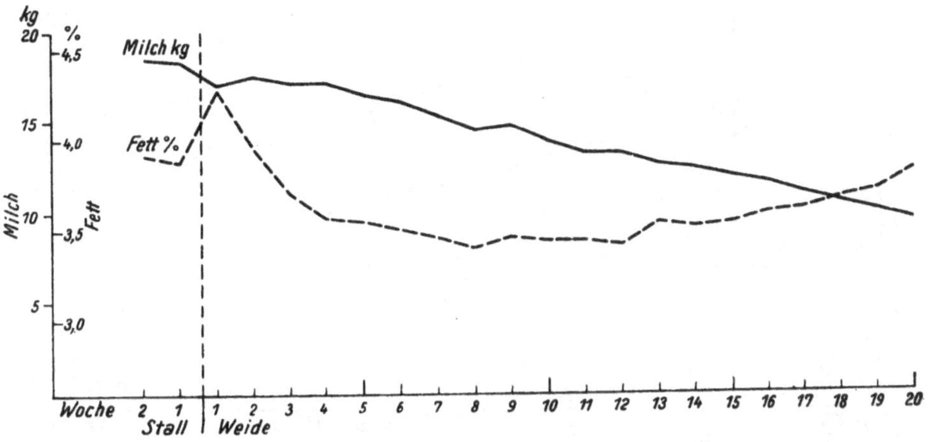

Abb. 1a. Veränderungen des Fettgehaltes der Milch bei Weidegang ohne Zufutter (∅ 66 Tiere).

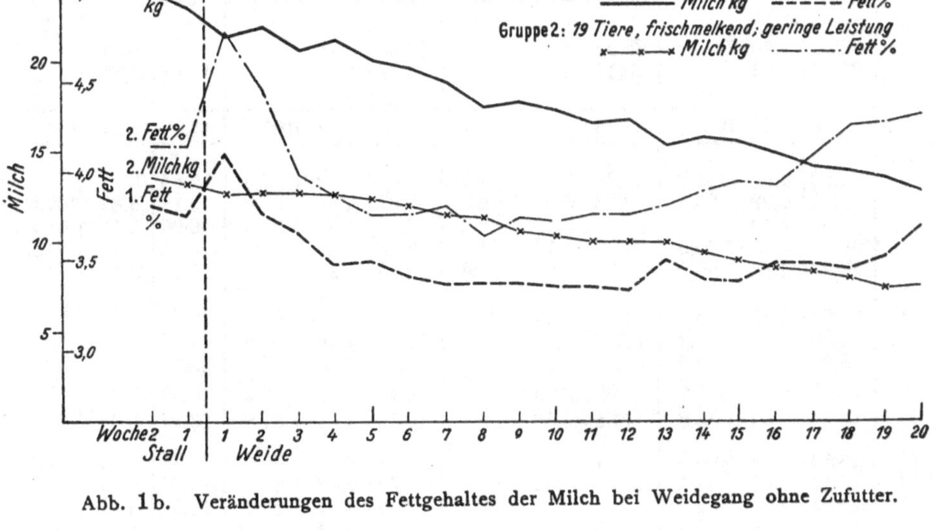

Abb. 1b. Veränderungen des Fettgehaltes der Milch bei Weidegang ohne Zufutter.

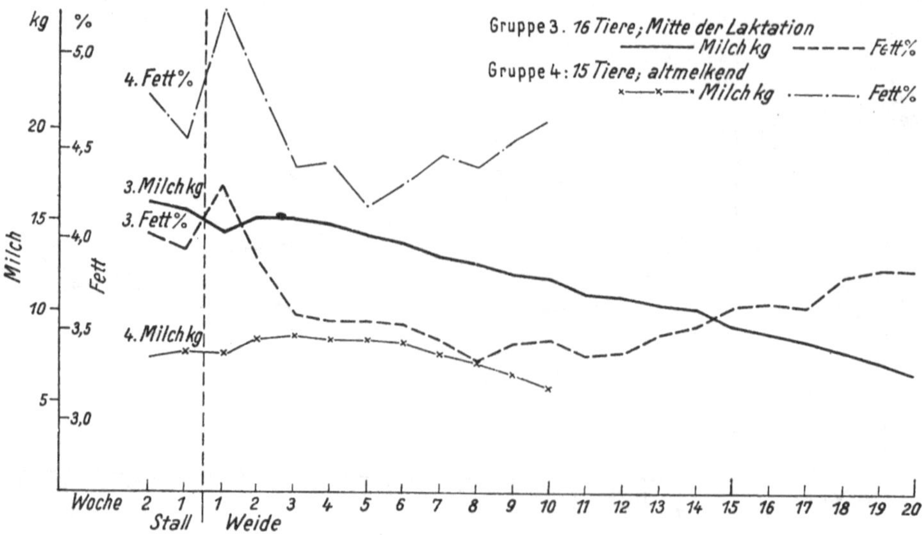

Abb. 1c. Veränderungen des Fettgehaltes der Milch bei Weidegang ohne Zufutter

Übersicht Nr. 3

Woche	Hohe Milchleistung						Geringe Milchleistung					
	hoher Fettgehalt			geringer Fettgehalt			hoher Fettgehalt			geringer Fettgehalt		
	Milch kg	Fett %	Fett % rel.	Milch kg	Fett %	Fett % rel.	Milch kg	Fett %	Fett % rel.	Milch kg	Fett %	Fett % rel.
Stall												
2.	22,90	4,40		25,54	3,29		12,90	4,78		17,57	3,54	
1.	23,00	4,30		23,17	3,42		12,62	4,56		16,68	3,67	
∅	22,95	4,35	100	24,36	3,35	100	12,76	4,67	100	17,13	3,61	100
Weide												
1.	21,90	4,58	105,3	22,23	3,62	108,0	12,03	5,32	113,9	15,64	3,97	110,0
2.	21,18	4,32	99,3	22,63	3,31	98,8	13,07	4,60	98,5	16,42	3,89	107,8
3.	19,99	4,19	96,3	21,94	3,18	94,9	12,65	4,27	91,4	16,00	3,44	95,3
4.	20,77	3,93	90,3	21,46	3,15	94,0	12,43	4,15	88,9	15,86	3,40	94,2
5.	19,96	3,88	89,2	20,72	3,07	91,6	12,09	3,95	84,6	15,39	3,40	94,2
6.	19,69	3,85	88,5	20,56	2,97	88,7	11,88	4,15	88,9	14,77	3,36	93,1
7.	18,66	3,78	86,9	19,58	3,01	89,8	11,51	4,15	88,9	14,13	3,29	91,1
8.	18,00	3,74	86,0	18,04	2,97	*88,7*	10,86	4,03	*86,3*	13,85	3,19	*88,4*
9.	18,01	3,61	*83,0*	18,09	3,05	91,0	10,40	4,16	89,1	13,34	3,29	91,1
10.	17,56	3,69	84,8	17,55	2,98	89,0	10,15	4,10	87,8	13,14	3,35	92,8
11.	16,10	3,64	83,7	17,07	3,09	92,2	9,62	4,07	87,2	12,41	3,30	91,4
12.	16,11	3,67	84,4	17,39	3,02	90,1	9,24	4,08	87,4	12,77	3,34	92,5
13.	15,74	3,75	86,2	15,42	3,14	93.7	9,12	4,09	87,6	12,50	3,42	94,7
14.	15,98	3,75	86,2	15,08	3,12	93,1	8,75	4,24	90,8	12,35	3,37	93,4
15.	15,98	3,64	83,7	14,77	3,17	94,6	8,44	4,27	91,4	11,19	3,49	96,7
16.	13,76	3,65	83,9	14,26	3,35	100,0	8,12	4,24	90,8	10,68	3,57	98,9
17.	13,69	3,74	86,0	13,77	3,21	95,8	8,03	4,29	91,9	10,13	3,60	99,7
18.	13,58	3,75	86,2	13,62	3,17	94,6	7,70	4,31	92,3	9,32	3,84	106,4
19.	12,99	3,87	89,0	13,28	3,24	96,7	7,16	4,50	96,4	8,68	3,72	103,0
20.	12,26	4,04	92,9	12,60	3,37	100,6	6,69	4,57	97,9	8,58	3,81	105,5

Diese Zahlen sind kurvenmäßig in den Abb. Nr. 2a und 2b wiedergegeben.

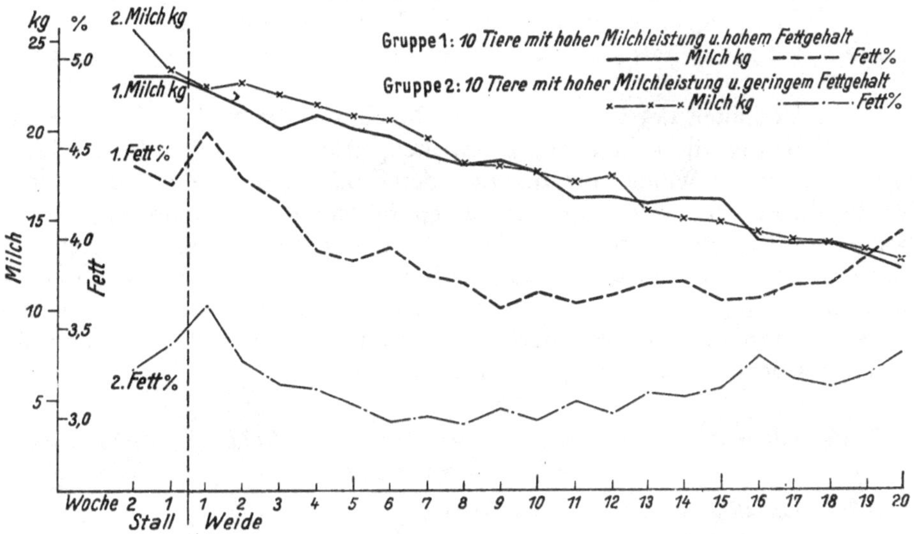

Abb. 2a. Veränderungen des Fettgehaltes der Milch bei Weidegang ohne Zufutter.

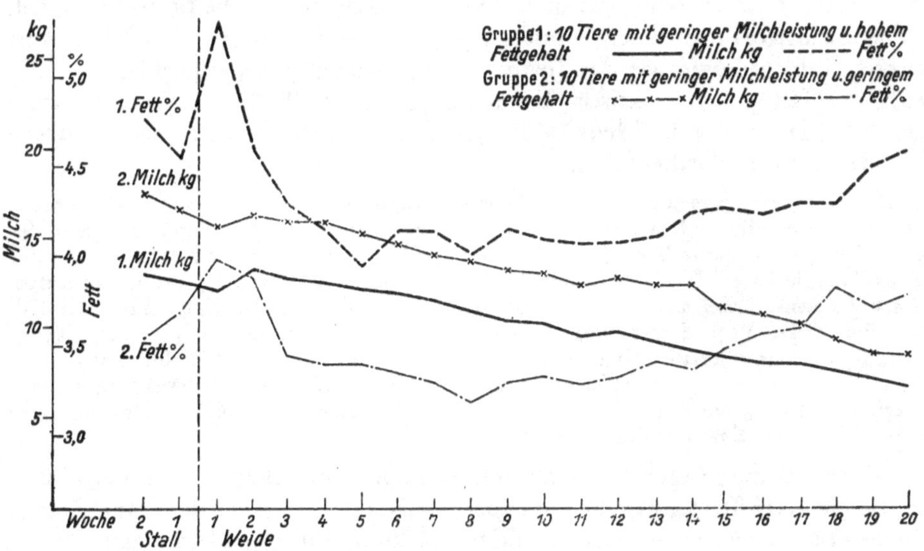

Abb. 2b. Veränderungen des Fettgehaltes der Milch bei Weidegang ohne Zufutter.

Man sieht aus den Zahlen der Übersicht 3 und der Abb. 2a und 2b, daß sowohl die Kühe mit den hohen Milchleistungen als auch die mit geringeren Milchleistungen bei niedrigerem Fettgehalt der Milch auf der Weide gleichmäßig reagierten. Die Kühe mit hohem Fettgehalt hatten dagegen bei hoher Tagesmilchleistung einen etwas stärkeren Rückgang aufzuweisen [(4,37% — 3,61% =) 0,76%] als bei niedriger Milchleistung [(4,67% — 4,03% =) 0,64%].

Dieses Verhalten des Fettgehaltes der Milch auf der Weide, das an Kühen ermittelt wurde, die kein Zufutter erhielten, hängt durchaus nicht mit Eigentümlichkeiten der Weiden des Instituts, der Erbanlagen der dort vorhandenen Milchviehbestände oder auch mit deren Futterzustand zusammen, ist kein Sonderfall der unter den besonderen Verhältnissen des Instituts stehenden Kühe, sondern man macht genau die gleichen oder doch ganz ähnliche Beobachtungen in fast allen anderen landwirtschaftlichen Betrieben. Wenn man zuweilen von einem anderen Verhalten spricht, sollte man dafür in ähnlicher Weise gewonnene Versuchsergebnisse anführen.

B. Verhalten des Fettgehaltes der Milch auf der Weide bei Zufütterung von Trockenschnitzeln.

a) Im Anschluß an die 3. oder 4. Weidewoche.

Oft wird die Ansicht vertreten, dieses Absinken des Fettgehaltes der Milch bei Weidegang sei auf den hohen Eiweißgehalt, auf das enge Nährstoffverhältnis des Grases zurückzuführen [1, 3, 9, 11]. Man glaubt daher, man könne stets und in allen Fällen diesen Schaden leicht beheben, indem man kohlenhydratreiche Futtermittel hinzufüttere, und dazu seien Trockenschnitzel besonders geeignet.

Die Beantwortung dieser Sonderfrage ist gerade auch für die Praxis sehr wichtig. Infolgedessen hat das Institut in den letzten Jahren darüber umfangreiche sorgfältige, systematische Ermittlungen angestellt. Diese Versuche wurden entweder in der üblichen Weise als Gruppenversuche oder als Gruppen-Periodenversuche durchgeführt.

Bei dem Gruppenversuch erhielt die eine Gruppe während der ganzen Versuchszeit Trockenschnitzel, die andere nicht. Bei dem Gruppenperiodenversuch wurde bei jeder der beiden Gruppen die ganze Versuchszeit in 3—4wöchige Abschnitte eingeteilt. Die eine Gruppe bekam dann in der ersten Weideperiode Trockenschnitzel, in der zweiten nicht, in der dritten wieder Trockenschnitzel usw., während bei der anderen Gruppe das Umgekehrte der Fall war. Bei dieser Versuchsanstellung gelingt es leichter, Unterschiede in der individuellen Reaktion der Tiere auszuschalten und möglicherweise sich ergebende Stoßwirkungen der veränderten Fütterung auf die Leistungen der Tiere oder auch auf den Verdauungsvorgang zu erfassen. Beim gewöhnlichen Gruppenversuch erkennt man besser, ob eine längere Nachwirkung oder eine Spätwirkung vorhanden ist.

Die wesentlichen Ergebnisse eines mit 34 Kühen im Jahre 1951 durchgeführten, bereits veröffentlichten Gruppenperiodenversuches [13], bei dem eine Zulage von 2—3 kg Trockenschnitzeln in ihrer Wirkung auf den Milchmengenertrag und den Fettgehalt der Milch überprüft wurde, sind in der folgenden Übersicht Nr. 4 angegeben. Darin ist angeführt, in welchem Umfang die Durchschnittsleistungen der Gruppen während der Periode der Zufütterung höher (+) oder niedriger (—) lagen als dies im Mittel in den Perioden vor und nach der Zufütterung der Fall war. Wurde in der 1. und 3. Periode zugefüttert, in der 2. aber nicht, dann wurde die entsprechende Berechnung vorgenommen.

Übersicht Nr. 4. *Einfluß einer Trockenschnitzelbeifütterung im Gruppenperiodenversuch auf die Milchmenge und den Fettgehalt*

Gruppe	Periode	Einfluß der Zufutters auf *)		
		Milch kg	Fett %	Fett g
Mariensee				
1 (7 Tiere)	3 zu (2 und 4)	+ 1,48	— 0,15	+ 19
(7 Tiere)	(3 und 5) zu 4	— 0,02	— 0,02	— 4
(7 Tiere)	5 zu (4 und 6)	— 0,72	— 0,03	— 32
2 (7 Tiere)	(2 und 4) zu 3	— 0,13	— 0,01	— 8
a (7 Tiere)	4 zu (3 und 5)	+ 1,46	— 0,17	+ 24
b (5 Tiere)	4 zu (3 und 5)	+ 0,63	— 0,15	— 3
a (7 Tiere)	(4 und 6) zu 5	+ 1,98	— 0,18	+ 48
b (5 Tiere)	(4 und 6) zu 5	+ 1,47	— 0,18	+ 30
Mecklenhorst				
1a (5 Tiere)	3 zu (2 und 4)	+ 1,20	— 0,17	+ 10
b (5 Tiere)	(2 und 4) zu 3	+ 0,09	+ 0,03	+ 10
2a (5 Tiere)	3 zu (2 und 4)	+ 1,16	— 0,10	+ 42
b (5 Tiere)	(2 und 4) zu 3	+ 0,22	— 0,01	+ 7

*) Zufutter mehr (+) oder weniger (—).
Unterstrichene Zahlen: Perioden mit Zufutter.

Man sieht also, daß fast in allen Perioden die Beigabe von 2—3 kg Trockenschnitzeln die Milchmenge etwas erhöhte, etwa um 1 kg, den Fettgehalt aber senkte, und zwar um 0,10%. Dieser Unterschied ist für die Milchmenge statistisch sehr hoch gesichert ($P < 0{,}1\%$ bzw. 1,0%). Der Rückgang im Fettgehalt war nicht ganz so hoch, aber doch eindeutig gesichert ($P < 5\%$ bzw. 1,0%).

Im Jahre 1953 wurde dieser Einfluß der Trockenschnitzelbeifütterung in Trenthorst in einem langfristigen, ebenfalls bereits veröffentlichten [14] Gruppenversuch bestätigt, bei dem die eine Gruppe 9 Kühe, die andere Gruppe 8 Tiere umfaßte. Das Zufutter belief sich ebenfalls wieder auf 2—3 kg Trockenschnitzel, im Durchschnitt wurden davon 2,17 kg verzehrt. Das Ergebnis dieses Versuches befindet sich in der kurvenmäßigen Darstellung der Abb. Nr. 3.

Während der 14 Wochen der Beifütterung lag also die Milchmenge im Tagesdurchschnitt um etwa 2 kg höher. Dieser Unterschied war auch im Stall schon vorhanden gewesen. Der Fettgehalt aber war wiederum etwas niedriger als bei der Gruppe, die kein Zufutter bekam. Eindeutig ergibt sich also auch aus diesem Versuch, daß man *mit den Trockenschnitzeln den Fettgehalt der Milch nicht zu steigern vermochte*, diese auch keine Spät- und Nachwirkungen hervorriefen.

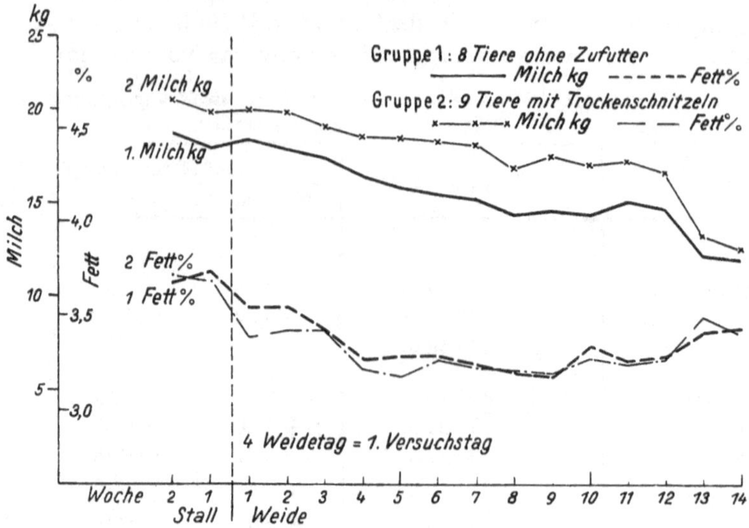

Abb. 3. Veränderungen des Fettgehaltes der Milch bei Weidegang.

Aus den im Jahre 1955 mit Hilfe der von der deutschen Forschungsgemeinschaft zur Verfügung gestellten Mitteln durchgeführten Versuch liegen Zahlen für die ersten 6 Weidewochen von 24 Kühen vor, von denen 12 Trockenschnitzel erhielten und die entsprechenden 12 Paarlinge ohne Zufutter blieben. Diesen Tieren wurden täglich 3 kg Trockenschnitzel im Freßbeutel angeboten, von denen sie im Durchschnitt 2,7 kg verzehrten. Bei diesen Ermittlungen wurden die alten Versuchsergebnisse bestätigt, daß man mit Hilfe von Trockenschnitzeln den Fettgehalt der Milch auf der Weide nicht zu steuern vermag. Aus Gründen der Raumersparnis sind die an diesen 24 Kühen gewonnenen Unter-

Übersicht Nr. 5. *Einfluß der Trockenschnitzelbeifütterung in den ersten 6 Weidewochen*

Woche	ohne Zututter 29 Tiere			mit Trockenschnitzel 29 Tiere		
	Milch kg	Fett %	Fett % rel.	Milch kg	Fett %	Fett % rel.
Stall						
2.	20,95	4,02		22,31	3,87	
1.	21,41	3,80		21,56	3,88	
Ø	21,18	3,91	100,00	21,94	3,88	100,00
Weide						
1.	20,57	4,08	104,3	20,50	4,12	106,2
2.	21,02	3,77	96,4	21,15	3,78	97,4
3.	20,21	3,73	95,4	21,61	3,55	91,5
4.	19,98	3,58	91.6	20,48	3,56	91,8
5.	19,05	3,49	89,3	19,85	3,51	90,5
6.	19,05	3,46	88,5	19,90	3,45	88,9
Ø	19,98	3,69	94,4	20,58	3,66	94.3

lagen mit den Versuchsergebnissen anderer Kühe zusammengefaßt, die in den Jahren zuvor im Versuch standen. Danach ergaben sich zwei Gruppen zu 29 Tieren. Die an ihnen gewonnenen Ergebnisse befinden sich in der folgenden Übersicht Nr. 5.

Die kurvenmäßige Darstellung befindet sich in der Abb. Nr. 4.

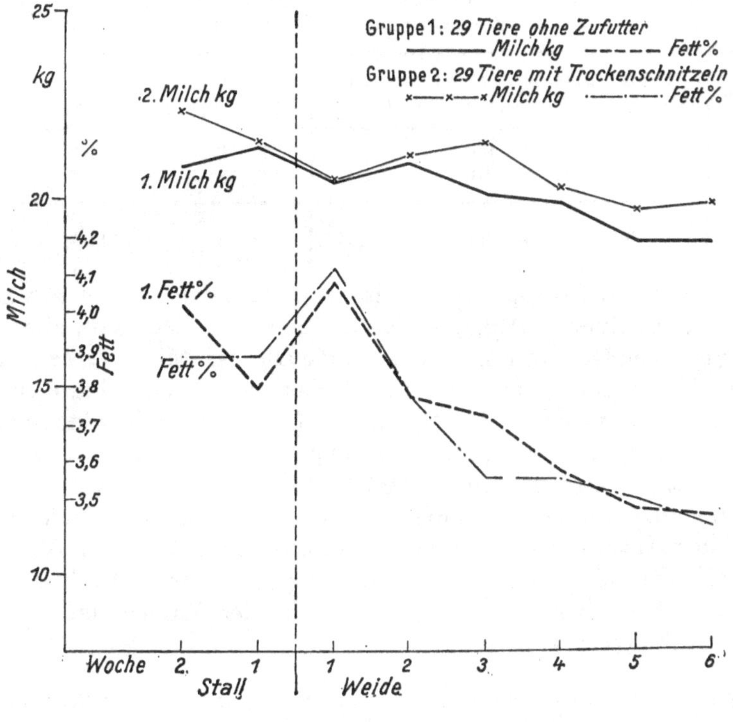

Abb. 4. Veränderungen des Fettgehaltes der Milch bei Weidegang.

Die Zahlen der Übersicht Nr. 5 und die kurvenmäßige Darstellung der Abb. Nr. 4 zeigen also wiederum deutlich, daß eine *Beigabe von Trockenschnitzeln die erhoffte Wirkung auf den Fettgehalt der Milch nicht auszuüben vermochte.*

b) Verhalten des Fettgehaltes der Milch auf der Weide bei Zufütterung in den ersten drei bis vier Weidewochen.

Man ist aber hartnäckig und möchte doch nicht gerne von der These lassen, daß der Fettgehalt der Milch durch Trockenschnitzel wenigstens in den ersten 3 oder 4 Wochen auf der Weide günstig beeinflußt werde. Diese Frage wurde bei dem im Jahre 1951 vom Institut durchgeführten Gruppen-Periodenversuch nicht weiter erörtert, weil bei dessen Auswertung die ersten drei Wochen nicht eingehender überprüft wurden. In diesem Versuch standen in Mecklenhorst einmal zwei Gruppen zu je 5 Tieren mit geringeren Leistungen und dann zwei

Gruppen zu je 5 Tieren mit höheren Leistungen. Man machte den Berichterstatter darauf aufmerksam, daß sich bei den Gruppen mit den höheren Milchleistungen aus dem Vergleich der Durchschnittsleistungen der letzten drei Stallwochen und der ersten vier Weidewochen doch eine durch die Trockenschnitzel erzielte günstige Wirkung auf den Fettgehalt der Milch ablesen lasse. Dazu wurde die folgende Übersicht Nr. 6 angefertigt.

Übersicht Nr. 6. *Vergleich der Durchschnittsleistungen der letzten drei Stallwochen und der ersten vier Weidewochen*

Haltung	Wochen	Gruppe 1a = 5 Tiere mit Zufutter			Gruppe 1b = 5 Tiere ohne Zufutter		
		Milch kg	Fett %	Fett g	Milch kg	Fett %	Fett g
Stall	3	22,86	3,87	885	23,79	3,97	944
Weide	4	24,92	4,10	1022	23,13	3,99	924
Weide mehr (+) weniger (—):		+ 2,06	+ 0,23	+ 137	— 0,66	+ 0,02	— 20

Die Trockenschnitzelgruppe lag also in der Milchmenge, wie es sich auch bei den anderen Ermittlungen ergab, eindeutig höher. Im Gegensatz aber zu den anderen Untersuchungen war auch der Fettgehalt der Milch verbessert, nicht ganz in dem Umfange, wie man das an sich darstellt, aber die Differenz belief sich doch auf (+ 0,02 und + 0,23%) 0,21%. Es handelt sich jedoch in diesem Fall um zwei Gruppen, von denen jede nur 5 Kühe umfaßte. Diese Unterschiede lassen sich statistich nicht sichern ($P > 5\%$).

Aber wenn man die eine Gruppe mit den höheren Leistungen überprüfte, hätte man doch auch die gleichzeitig im gleichen Betrieb in den Versuch genommene Gruppe mit den geringeren Leistungen in ihrem Verhalten untersuchen sollen. Die sich für diese Gruppe ergebenden Zahlen sind in der folgenden Übersicht Nr. 7 angeführt.

Übersicht Nr. 7. *Vergleich der Durchschnittsleistungen der letzten drei Stallwochen und der ersten vier Weidewochen in Mecklenhorst*

Haltung	Wochen	Gruppe 2a = 5 Tiere mit Zufutter			Gruppe 2b = 5 Tiere ohne Zufutter		
		Milch kg	Fett %	Fett g	Milch kg	Fett %	Fett g
Stall	3	12,64	4,78	604	12,84	4,71	604
Weide	4	14,26	4,67	666	13,83	4,79	663
Weide mehr (+) weniger (—):		+ 1,62	— 0,11	+ 62	+ 0,99	+ 0,08	+ 59

Bei diesen beiden Gruppen zeigte sich also die Gruppe ohne Zufutter im Fettgehalt überlegen.

Außerdem aber wurden in diesem Versuchsbericht die Ergebnisse mitgeteilt, die in der gleichen Zeit an 14 Kühen in der Versuchswirtschaft Mariensee ermittelt wurden. Allerdings ließen sich dafür nur 3 Weidewochen verwenden, weil die Versuchsperioden dort 3 Wochen umfaßten. Das Ergebnis des Versuches in Mariensee ist in der folgenden Übersicht Nr. 8 angeführt.

Übersicht Nr. 8. *Vergleich der Durchschnittsleistungen der letzten drei Stallwochen und der ersten drei Weidewochen in Mariensee*

Haltung	Wochen	Gruppe mit Zufutter 7 Tiere			Gruppe ohne Zufutter 7 Tiere		
		Milch kg	Fett %	Fett g	Milch kg	Fett %	Fett g
Stall	3	26,28	4,01	1053	25,35	3,98	1008
Weide	3	26,78	3,94	1056	23,56	4,32	1019
Weide mehr (+) weniger (—):		+ 0,50	— 0,07	+ 3	— 1,79	+ 0,34	+ 11

In Mariensee zeigte sich die Gruppe ohne Zufutter im Fettgehalt also deutlich überlegen, und zwar ist dieser Unterschied statistisch hoch gesichert ($P < 1{,}0\%$).

Gerade dieses Beispiel mag einen Hinweis darauf geben, wie notwendig es ist, daß man eine hinreichend große Zahl von Tieren in den Versuch hineinnimmt, um die Möglichkeit zu haben, die Ergebnisse statistisch zu sichern. *Rückschlüsse in biologischer Hinsicht und Vorschläge für die Praxis sollte man immer nur auf Grund von Versuchsergebnissen machen, die statistisch gesichert sind.*

Aber wenn man alle 34 Kühe zu einer Gruppe zusammenfaßt, kann man aus den Ergebnissen wohl die Tendenz ablesen, daß die Trockenschnitzel das Absinken des Fettgehaltes auch in den ersten drei bis vier Wochen nicht verhindern können, aber die Unterschiede ließen sich für diese 34 Tiere nicht ganz sichern. Infolgedessen erforderte es doch die Wichtigkeit dieser Frage, darüber weitere Ermittlungen anzustellen. Dafür lassen sich aus den verschiedenen Jahren die Leistungen in Milchmenge und im Fettgehalt der Milch von 141 Kühen des Instituts verwenden, die in täglicher Milchkontrolle standen. Von diesen erhielten 71 Kühe mit dem ersten Weidetag 2—3 kg Trockenschnitzel, während die anderen kein Zufutter bekamen. Von diesen beiden Gruppen wurden die Durchschnittsleistungen während der letzten beiden Stall- und der ersten drei Weidewochen berechnet. Das Ergebnis ist in der folgenden Übersicht Nr. 9 angeführt.

Übersicht Nr. 9. *Leistungsvergleich zwischen Stall und Weide*

Fütterung	Zahl der Tiere	Stall = 2 Wochen		Weide = 3 Wochen			
		Milch kg	Fett %	Milch kg	Diff.	Fett %	Diff.
ohne Zufutter	70	21,35	4,05	20,29	— 1,06	4,09	+ 0,04
mit Zufutter	71	21,93	4,12	21,68	— 0,25	4,10	— 0,02

Bei den 70 Kühen, die kein Zufutter erhielten, war also der Fettgehalt im Durchschnitt der ersten drei Weidewochen gegenüber den letzten beiden Stallwochen um 0,04% gestiegen, während dieser bei den 71 Kühen, die Trockenschnitzel bekamen, dann um die Kleinigkeit von 0,02% niedriger lag. Diese Differenz von 0,06% zu Gunsten der Gruppe, die kein Zufutter bekam, läßt sich statistisch nicht sichern; die Konfidenzgrenzen hierfür sind — 0,06 und + 0,17%. Man kann aber wirklich nicht sagen, daß die Trockenschnitzel den Fettgehalt der Milch in den ersten drei Weidewochen erhöhten.

Anders ist es wieder mit der Milchmenge. Diese war bei der Gruppe ohne Zufutter um 1,06 kg zurückgegangen, bei der anderen Gruppe aber nur um 0,25 kg. Statistisch sind diese Unterschiede nicht gesichert, die Konfidenzgrenzen betragen — 0,1 und + 1,7 kg.

Oft wird dann darauf hingewiesen, daß man mit Hilfe eines Beifutters die Schwankungen im Fettgehalt und auch in der Milchmenge zu Beginn des Weideganges verringern könne. Diese Behauptung aber würde sich einwandfrei nur aus den Ergebnissen einer täglichen Milchkontrolle ableiten lassen. In der zugänglichen Literatur aber sind derartige Berechnungen bisher nicht vorgelegt. Um dafür einen Anhalt zu bekommen, wurden die Ergebnisse der an 16 Kühen durchgeführten täglichen Milchkontrolle ausgewertet. 8 dieser Kühe bekamen Trockenschnitzel, während die anderen 8 Tiere ohne Zufutter blieben. Der Untersuchungsabschnitt umfaßte die letzten beiden Stall- und die ersten drei Weidewochen. Als Maßstab für die Schwankungen wurde die Standardabweichung gewählt. Ein hoher Wert weist auf eine große Variabilität hin, während ein kleiner Wert als Ausdruck einer besseren Ausgeglichenheit anzusehen ist. Das Ergebnis dieser Berechnung für den Durchschnitt der beiden letzten Stall- und der ersten drei Weidewochen ist in der folgenden Übersicht Nr. 10 angeführt.

Übersicht Nr. 10. *Standardabweichungen für Fettgehalt und Milchmenge im Stall und auf der Weide*

Fütterungsart	Fettgehalt-Durchschnitt		Milchmenge-Durchschnitt	
	Stall	Weide	Stall	Weide
ohne Zufutter	0,31	0,75	1,11	2,20
mit Zufutter (Trockenschnitzel)	0,36	0,86	1,19	2,03

Danach ist das Verhalten der beiden Gruppen im Stall sowohl für den Fettgehalt als auch für die Milchmenge annähernd gleich. Auf der Weide waren die Schwankungen sowohl beim Fettgehalt als auch bei der Milchmenge in beiden Gruppen größer geworden. Der Vergleich aber der beiden Gruppen während der Weidezeit zeigt jedoch, daß die Zufütterung beim Fettgehalt keine Verringerung der Schwankungen bewirkte, bei der Milchmenge hatte die Zufütterung dagegen eine etwas kleinere Variabilität zur Folge. Die *Trockenschnitzel* vermochten also auch in den ersten Weidewochen, *weder den Fettgehalt günstig zu beeinflussen* noch auch die Schwankungen im Fettgehalt zu verringern. Dagegen hatten die Trockenschnitzel eine gewisse Erhöhung der Milchmenge und auch eine etwas geringere Variabilität der Milchleistung zur Folge.

C. Verhalten des Fettgehaltes der Milch auf der Weide bei der Zufütterung von GK-Rüben

Bei einem weiteren Tastversuch erhielt eine aus 6 Tieren bestehende Gruppe in den ersten 3 Weidewochen in Einzelfütterung 15 kg GK-Rüben zugeteilt, während die 6 zugehörigen Paarlinge ohne Zufutter blieben. In den 3 Wochen verzehrten die Tiere, von denen allerdings einige Jersey-Kreuzungen waren, im Durchschnitt am Tag 12,8 kg. Wie die Leistung der beiden Gruppen im Durchschnitt der letzen beiden Stallwochen und der ersten drei Weidewochen war, zeigt die folgende Übersicht Nr. 11.

Übersicht Nr. 11. *Verhalten des Fettgehaltes der Milch auf der Weide bei Zufütterung von GK-Rüben*

Woche:	Gruppe I mit Zufutter						Gruppe II ohne Zufutter					
	Milch kg		Fett %		Fett g		Milch kg		Fett %		Fett g	
	abs.	rel.	abs.	rel.	abs.	rel.	abs.	rel.	abs.	rel.	abs.	rel.
Stall: ∅ 2 Wo:	17,6	100,0	4,77	100,0	840	100,0	16,8	100,0	4,75	100,0	798	100,0
Weide 1. Wo:	17,1	97,2	4,82	101,1	824	98,1	14,0	83,3	5,27	111,0	738	92,5
2. Wo:	18,1	102,8	4,12	86,4	746	88,8	15,4	91,7	4,82	101,5	742	93,0
3. Wo:	17,8	101,1	4,06	85,1	723	86,1	14,8	88,1	4,46	93,9	660	82,7
∅ 1-3:	17,6	100,0	4,32	90,6	760	90,5	14.7	87,5	4,84	101,9	711	98,1
Diff. ±	0,0		0,45				— 2,1		+ 0,09			

Die Zufütterung der GK-Rüben hatte also zur Folge, daß die Milchmenge günstig beeinflußt wurde. Die Gruppe, die kein Zufutter bekam, lieferte im Tagesdurchschnitt 2,1 kg Milch weniger.

Wichtiger aber ist es wiederum, das Verhalten des Fettgehaltes zu studieren. Bei der Zufütterung sank der Fettgehalt von 4,77% auf 4,32%, also um 0,45%. Bei der Vergleichsgruppe (ohne Zufutter) war dagegen der Fettgehalt nicht abgesunken, sondern er erhöhte sich sogar von 4,75% auf 4,84%, also um 0,09%. Bei der geringen Zahl der Versuchstiere lassen sich diese Unterschiede statistisch nicht ganz sichern. Aber aus den Konfidenzgrenzen (95%) — 0,03% und + 1,1% ist zu ersehen, daß man *nicht erwarten kann, durch eine Beifütterung von Rüben* und die damit herbeigeführte Erweiterung des Nährstoffverhältnisses *den Fettgehalt der Milch auf der Weide zu verbessern.* Auch zeigte der Kot der mit Rüben gefütterten Kühe durchaus keine festere Konsistenz.

D. Verhalten des Fettgehaltes der Milch auf der Weide bei Zufütterung von eiweißreichen Beifuttermitteln.

a) Bei Verabreichung einer kleineren Menge.

Als sich herausstellte, daß mit einer Beigabe von Trockenschnitzeln und mit der dadurch bewirkten Korrektur des Nährstoffverhältnisses des Weidefutters der Fettgehalt der Milch während des Weideganges nicht zu beeinflussen war, der hohe Eiweißgehalt und das enge Nährstoffverhältnis des Weidegrases nicht die Ursache für den Rückgang des Fettgehaltes der Milch waren und auch den Durchfall nicht auslösten, erschien es zweckmäßig nachzuprüfen, ob eine *überhöhte Eiweißgabe* in anderen Futterkonstellationen den Fettgehalt der Milch verringern, die Kotkonsistenz ungünstig beeinflussen könne, oder ob sie sonst eine nachteilige Wirkung in gesundheitlicher Hinsicht für die Kühe habe.

Zur Beantwortung dieser Frage wurde zunächst ein bereits veröffentlichter Fütterungsversuch [17] im Winter 1952 mit 34 Kühen durchgeführt, die zu Beginn des Versuches eine Durchschnittsleistung von rd. 20 kg Milch mit 3,9% Fett aufzuweisen hatten und die etwa 5 kg eines Kraftfuttergemisches mit rund 200 g verd. Rohprotein im kg erhielten. Dieses Kraftfuttergemisch wurde von einem Tag zum andern durch ein aus gleichen Teilen Erdnußmehl und Sojaschrot bestehendes Gemisch ersetzt. Das Nährstoffverhältnis in der Gesamtration wurde dadurch auf 1 : 3,7 eingeengt. Die Kühe erhielten dann die ihrer Milchleistung entsprechenden Gaben an StE, die Eiweißgaben überschritten aber die in Betracht kommende Norm um die für die Erzeugung von 16 kg Milch ausreichende Menge. Die Kühe nahmen dieses eiweißreiche Futter mit bestem Appetit auf und sie vertrugen es sehr gut, insbesondere wurde auch keine irgendwie ungünstige Beeinflussung der Kotkonsistenz bemerkt. Die Milchleistung wurde durch den Eiweißstoß etwas erhöht, der Fettgehalt wurde kaum beeinflußt, um 0,128% im Durchschnitt gesenkt.

Dieses Ergebnis war der Anlaß, in einem weiteren Versuch im Frühjahr 1954 mit Beginn des Weideganges zu überprüfen, wie die Kühe sich in ihrer Milchleistung und im Fettgehalt sowie in gesundheitlicher Hinsicht verhalten würden, wenn man ihnen zu dem jungen, eiweißreichen Gras der Frühjahrsweide ein aus gleichen Teilen Erdnußmehl und Sojaschrot bestehendes, besonders eiweißreiches Kraftfuttergemisch beifüttern würde. Es sollten dabei gleichzeitig Unterlagen — nach den bisherigen Veröffentlichungen offenbar die ersten exakten, systematischen wissenschaftlichen — zur Beantwortung der so viel erörterten und so wichtig gemachten *Frage der „Eiweißüberfütterung“* gesammelt werden.

In diesem Versuch wurden in Mariensee 12, in Mecklenhorst 18 und in Trenthorst 36 Kühe, insgesamt also 66 Kühe hineingenommen. Dieser Versuch wurde dann nach dem in den USA von COCHRAN u. Mitarbeitern für die gleichzeitige Prüfung verschiedener Futtermittel oder verschiedener Fütterungsarten entworfenen Versuchsschema durchgeführt. Dieses ist in der folgenden Übersicht Nr. 12 wiedergegeben.

Übersicht Nr. 12. *Versuchsschema für die gleichzeitige Prüfung von drei verschiedenen Futtermitteln*

Zeit:	Abteilung I	Abteilung II
1. Periode	A B C	A B C
2. Periode	B C A	C A B
3. Periode	C A B	B C A

In diesem Schema entsprechen die drei verschiedenen Buchstaben den drei Fütterungsarten, in diesem Falle:

A = kein Zufutter
B = Trockenschnitzel
C = Erdnußmehl und Sojaschrot im Verhältnis 1 : 1.

Die Kühe bekamen mit den beiden Beifuttermitteln je 1000 StE angeboten. Nach den von jedem Futtermittel angefertigten Analysen, deren Ergebnisse weitgehend mit den DLG-Tabellen übereinstimmen, waren diese 1000 StE in 2 kg Trockenschnitzeln und in 1,4 kg der eiweißreichen Mischung enthalten. Sämtliche Tiere bekamen mit Rücksicht auf die statistische Auswertung in einer 11 Tage umfassenden Vorperiode das Futter, das ihnen in der ersten Versuchsperiode zugeteilt wurde.

In Mariensee wurde eine Kuh wegen einer Euterverletzung und in Trenthorst eine erkrankte Kuh aus dem Versuch herausgenommen. In Trenthorst mußte der Versuch nach der zweiten Woche der 3. Periode abgebrochen werden, weil von da ab alle Kühe infolge knapper Weide ein Beifutter erhalten mußten. Die fehlenden Werte wurden nach den üblichen Verfahren der Variationsstatistik ergänzt.

Die Ergebnisse stimmten in den drei Betrieben weitgehend überein, infolgedessen können diese aus Gründen der Raumersparnis zusammengefaßt dargestellt werden. Über den Verzehr der Kühe gibt die folgende Übersicht Nr. 13 Auskunft.

Übersicht Nr. 13. *Verzehr von Trockenschnitzeln oder eiweißreichem Beifutter auf der Weide* in kg

Periode	Abteilung I			Abteilung II		
Vorperiode	A —	B 1,70	C 1,11	A —	B 1,55	C 1,26
1. Periode	A —	B 1,78	C 1,35	A —	B 1,56	C 1,37
2. Periode	B 1,81	C 1,40	A —	C 1,40	A —	B 1,84
3. Periode	C 1,40	A —	B 1,96	B 1,97	C 1,40	A —

A = ohne Zufutter
B = Trockenschnitzel (2 kg vorgelegt)
C = Erdnuß/Sojagemisch (1,4 kg vorgelegt)

In der 11-tägigen Vorperiode nahmen die Kühe von den vorgelegten 2 kg Trockenschnitzeln im Durchschnitt 1,625 kg, also 81,3% auf. Auch das mag ein Hinweis darauf sein, daß die Tiere bei ganztägigem Weidegang mit großer Sicherheit nur selten einmal jene 4 und 5 kg Trockenschnitzel verzehrten, deren Verabreichung in der Fachpresse immer wieder mal vorgeschlagen wird.

Von der eiweißreichen Mischung nahmen die Tiere dann 84,6% auf. Berechnet man, was die Kühe im Tagesdurchschnitt der drei Versuchsperioden verzehrten, dann ergibt sich für die Trockenschnitzel eine Menge von 1,82 kg (91,0%) und für das eiweißreiche Gemisch eine Menge von 1,39 kg (99%). Was in den verzehrten Mengen an Nährwerten enthalten war, zeigt die Übersicht Nr. 14.

Übersicht Nr. 14. *Nährstoffaufnahme mit Trockenschnitzeln und eiweißreichem Beifutter*

Futtermittel	1 kg enthält		verzehrte Menge kg	reicht für die Erzeugung von .... kg FCM	
	verd. Rohpr.	StE		v. Rohpr.	StE
Trockenschnitzel	55	502	1,82	1,7	3,3
Erdnuß/Soja-Gem.	442	712	1,39	10,2	3,6

Mit den beiden verschiedenen Beifuttermitteln nahmen die Kühe also etwa die gleiche Menge an StE auf, während das, was von dem eiweißreichen Gemisch verzehrt wurde, eine für die Erzeugung von 8,5 kg FCM ausreichende Eiweißmenge mehr enthielt.

Es interessiert dann zunächst wieder ein Vergleich der in den letzten beiden Stallwochen und der in der ersten Zeit des Weideganges erzielten Durchschnittsleistungen. Dafür wurden die Ergebnisse der 11 Tage umfassenden Vorperiode verwendet. Diese Gegenüberstellung befindet sich in der folgenden Übersicht Nr. 15.

Übersicht Nr. 15. *Vergleich der Milchleistungen zwischen den letzten beiden Stallwochen und den ersten 11 Weidetagen*

Zufütterung auf der Weide	Ø Milch kg		Ø Anstieg in Milch kg	
	Stall	Weide	absolut	relativ
ohne Zufutter	19,95	20,06	0,11	0,5 %
Trockenschnitzel	20,22	21,37	1,15	5,7 %
Erdnuß/Soja-Gem.	20,12	21,06	0,94	4,7 %

Bei der Gruppe ohne Zufutter erhöhte sich also die Milchmenge um 0,11 kg oder 0,5 %. Bei der Trockenschnitzel-Gruppe belief sich diese Steigerung auf 1,15 kg oder 5,7 %. Daß die Verabreichung der eiweißreichen Mischung keinen stärkeren Einfluß auf die Milchbildung ausübte, beweist, daß die Tiere der beiden anderen Gruppen ebenfalls mit ihrem Futter genügende Mengen an verd. Rohprotein aufnahmen. Über die Entwicklung der Milchmenge im Laufe des Versuches gibt die folgende Übersicht Nr. 16 Auskunft.

Übersicht Nr. 16. *Tägliche durchschnittliche Milchleistungen der Gruppen in den verschiedenen Perioden*

Periode	Abteilung I			Abteilung II		
Stall letzte 2 Wo.	19,05	19,73	19,71	20,85	20,71	20,53
Weide						
Vorperiode	A 19,49	B 20,65	C 20,48	A 20,62	B 22,08	C 21,63
1. Periode	A 18,72	B 19,73	C 19,96	A 21,13	B 21,97	C 21,10
2. Periode	B 17,78	C 18,52	A 17,10	C 19,63	A 19,57	B 18,24
3. Periode	C 15,76	A 15,31	B 15,61	B 16,98	C 17.58	A 15,29

Man sieht, daß in den beiden Abteilungen die Milchleistung von Periode zu Periode zurückgeht. Faßt man die Gruppen mit gleicher Fütterung aus den drei Perioden zusammen, dann ergibt sich die folgende Übersicht Nr. 17.

Übersicht Nr. 17. *Tägliche durchschnittliche Milchmenge bei den verschiedenen Arten von Zufutter in dem gesamten Versuchsabschnitt*

Fütterungsart	Milch kg	
	abs.	rel.
ohne Zufutter	17,86	100,0
Trockenschnitzel	18,39	103,0
Erdnuß/Soja-Gem.	18,76	105,0

Im Durchschnitt der neunwöchigen Versuchszeit hatte sowohl die Trockenschnitzel-Zufütterung als auch die Verabreichung der eiweißreichen Mischung einen steigernden Einfluß auf die Milchmenge ausgeübt. Gegenüber den Gruppen ohne Zufutter belief sich die Steigerung bei Verabreichung der eiweißreichen Mischung auf 5,06%, bei der Trockenschnitzelzufütterung auf 2,97%. Diese *Steigerung der Milchmenge durch die Zufütterung* ist statistisch hoch gesichert ($P < 0{,}1\,\%$).

Die durch die Zufütterung bewirkte mittlere Steigerung in der Milchmenge belief sich bei der Trockenschnitzelgruppe auf 0,531 kg Milch mit den Konfidenzgrenzen (95%) + 0,20 und + 0,87. Bei der Veerabreichung der eiweißreichen Beifütterung belief sich die Erhöhung der mittleren Milchleistung auf 0,997 kg mit den Konfidenzgrenzen + 0,67 und + 1,34. Demnach ist damit zu rechnen, daß diese Steigerung der Milchmenge in einer Zufütterungsperiode von drei Wochen im Mittel nicht mehr als 0,9 kg Milch bei der Trockenschnitzelfütterung und 1,3 kg bei der eiweißreichen Mischung beträgt. Damit würde in betriebswirtschaftlicher Hinsicht der durch die Beifütterung entstehende Kostenaufwand durchaus noch nicht abgegolten sein.

Das Verhalten des Fettgehaltes der Milch ist der folgenden Übersicht Nr. 18 zu entnehmen.

Übersicht Nr. 18. *Täglicher durchschnittlicher Fettgehalt der Milch in den verschiedenen Perioden*

Periode	Abteilung I			Abteilung II		
Stall 2 Wochen:	4,07	4,05	4,03	3,97	4,06	4,04
Weide						
Vorperiode	A 4,11	B 3,96	C 3.99	A 3,91	B 3,92	C 3.83
1. Periode	A 3,63	B 3,75	C 3,55	A 3,58	B 3,62	C 3,52
2. Periode	B 3,43	C 3,53	A 3,43	C 3,44	A 3,48	B 3,40
3. Periode	C 3,53	A 3,60	B 3.42	B 3,52	C 3,45	A 3,56

A = ohne Zufutter, B = Trockenschnitzel, C = Erdnuß/Sojagemisch

Bei dem Übergang vom Stall zur Weide läßt sich also feststellen, daß der Fettgehalt der Milch bei den Tieren, die kein Zufutter bekamen (A), von 4,07 auf 4,11%, also um 0,04% anstieg und von 3,97 auf 3,91% also um 0,06% zurückging. Bei der Zufütterung von Trockenschnitzeln (B) war diese Differenz nicht geringer sondern höher, diese belief sich auf 0,09% bzw. 0,14%. Bei der Verabreichung der eiweißreichen Mischung (C) war ein Rückgang im Fettgehalt um 0,04% und 0,21% zu verzeichnen.

Wenn man den Fettgehalt wiederum bei allen drei Gruppen mit gleicher Fütterung in den drei Versuchsperioden zusammenfaßt, ergibt sich die folgende Übersicht Nr. 19.

Übersicht Nr. 19. *Täglicher durchschnittlicher Fettgehalt in dem gesamten Versuchsabschnitt*

Fütterungsart	Fett %	Fett rel.
ohne Zufutter	3,547	100,00
Trockenschnitzel	3,523	99,32
Erdnuß/Soja-Gemisch	3,499	98,65

Im Durchschnitt der gesamten Versuchsdauer lag also der Fettgehalt bei der Trockenschnitzelfütterung um 0,024% und bei der Verabreichung der eiweißreichen Mischung um 0,048% unter dem Fettgehalt der Tiere, die kein Zufutter erhielten. Diese mittlere Abnahme von 0,024% bei der Trockenschnitzelfütterung ließ sich nicht sichern und hatte die Konfidenzgrenzen — 0,011% und + 0,059%. Bei Verabreichung der eiweißreichen Mischung war diese „mittlere Abnahme„ von 0,048% mit $P < 5\%$ gesichert und hatte die (95%) Konfidenzgrenzen 0,083 und 0,013.

Man kann also nach den *Ergebnissen dieses Versuches* sagen, daß die Beifütterung von Trockenschnitzeln und einer eiweißreichen, aus Erdnußmehl und Sojaschrot bestehenden Mischung sich in ihrer Wirkung *auf die Milchmenge und den Fettgehalt der Milch* fast gleich verhielten. Die Milchmenge wurde um eine Kleinigkeit erhöht. Der Rückgang im Fettgehalt der Milch war in beiden Gruppen praktisch gleich, wurde durch die Beigabe des eiweißreichen Gemisches nicht verstärkt.

Im Durchschnitt hatten die Tiere von der eiweißreichen Mischung 1,4 kg am Tag verzehrt. Diese Menge war bei sorgfältiger Beobachtung ohne jeden Einfluß auf die Kotkonsistenz. Auch zeigten sich nicht die geringsten Nachteile in gesundheitlicher Hinsicht.

b) Verhalten des Fettgehaltes der Milch auf der Weide bei Zufütterung einer größeren Menge eiweißreichen Kraftfutters.

Vielleicht aber war diese Gabe an eiweißreichem Kraftfutter zu gering, um die Kühe krank zu machen, bei ihnen Durchfall hervorzurufen usw. Infolgedessen wurden, als sich einige Tage nach Versuchsbeginn herausgestellt hatte, daß kleine Beigaben von eiweißreichem Kraftfutter als unschädlich zu betrachten sind, in den drei Versuchswirtschaften 26 andere Kühe mit einer durchschnittlichen täglichen Milchleistung von rd. 18 kg in einen weiteren Versuch genommen, von denen 13 Paarlinge das eiweißreiche Kraftfutter erhielten, während die anderen ohne Zufutter blieben. Von diesem, aus gleichen Teilen Erdnußmehl und Sojaschrot bestehenden Gemisch wurde ohne Übergang eine Tagesgabe von 3 kg verabreicht. Die Versuchsdauer war aus besonderen Gründen in den drei Versuchswirtschaften etwas unterschiedlich, im Durchschnitt lag sie bei etwa 3 Wochen.

Von den vorgelegten 3 kg Beifutter verzehrten die Kühe im Durchschnitt rd. 2,5 kg. Dabei nahmen die Kühe, die zur gleichen Zeit auf der gleichen Weide waren, etwas unterschiedliche Mengen auf. Außerdem aber war im allgemeinen der Verzehr bei reichlicher Weide etwas geringer als bei knapper Weide, wie das in ähnlicher Weise bei allen anderen Versuchen festgestellt wurde.

Die Tiere nahmen mit den 2,5 kg rund 1100 g verd. Rohprotein zusätzlich auf, also eine Menge, die etwa für die Erzeugung von 20 kg Milch genügt.

Wenn der Durchfall bei Kühen auf der Weide durch den hohen Eiweißgehalt des Weidefutters hervorgerufen würde, dann war anzunehmen, daß diese 13 Kühe, die diese zusätzliche Gabe von sehr eiweißreichem Beifutter erhielten, besonders stark laxieren würden, zumal diese Zulage ganz plötzlich von einem Tag zum andern auf bester, reichlicher, eiweißreicher Frühjahrsweide erfolgte.

Diese Frage zu klären, war der Hauptzweck dieses Versuches. Infolgedessen wurde täglich die *Kotkonsistenz dieser 26 Kühe* sorgfältig überprüft und in Listen vermerkt. Das Ergebnis aber war, daß sich *bei keiner dieser 13 Kühe ein Unterschied in der Kotkonsistenz* gegenüber den Tieren ergab, die kein Zufutter erhielten.

Überhöhte Eiweißgaben können also offensichtlich *weder bei der Stallfütterung noch beim Weidegang Durchfall* bei den Tieren herbeiführen. Wenn man beobachtet, daß Tiere bei der Verabreichung einer eiweißreicheren Kost Durchfall haben, dann wird das also nicht auf den Eiweißgehalt an sich zurückzuführen sein, sondern auf andere Faktoren, die zufällig mit diesem hohen Eiweißgehalt gekoppelt sind. *Bei jungem Weidegras* wären dies insbesondere der *Mangel an Rohfaser und der hohe Wassergehalt,* den die Tiere im ganzen Umfange nicht zu resorbieren vermögen.

Der Einfluß dieses Verzehrs an eiweißreichem Beifutter auf den Fettgehalt der Milch und die Milchmenge läßt sich bei diesem Versuch nicht ganz genau ermitteln, weil, wie gesagt, die Versuchsdauer in den drei Betrieben nicht ganz einheitlich war. Immerhin kann man auch aus den ermittelten Unterlagen wiederum die Tendenz ablesen, daß *die Zulage die Milchmenge erhöhte, den Fettgehalt aber kaum beeinflußte.* Dazu die folgende Übersicht Nr. 20.

Übersicht Nr. 20. *Einfluß einer hohen Gabe von eiweißreichem Beifutter auf der Weide auf Milchmenge und Fettgehalt der Milch*

Zahl der Tiere	Mariensee 8	Mecklenhorst 8	Trenthorst 10
Milchmenge, Vor- u. Nachper.	16,9 kg	14,0 kg	17,9 kg
Fett %, Vor- u. Nachperiode	4,41 %	3,82 %	3,92 %
Kraftfutterverzehr	2,83 kg	2,79 kg	2,00 kg
Zufutter mehr (+) Milch	+ 1,08 kg	+ 0,3 kg	+ 0,3 kg
weniger (—) Fett	— 0,01 %	+ 0,03 %	+ 0,01 %

Das Wesentliche an dieser Übersicht mag sein, daß eine zusätzliche *hohe Eiweißgabe,* die bei den Tieren keinen Durchfall zur Folge hatte, durchaus *keinen stärkeren Rückgang im Fettgehalt* herbeiführte.

Aber die Klärung dieser Frage ist zu interessant, als daß man sich mit dem Ergebnis eines derartigen Tastversuches zufrieden geben könnte. Infolgedessen wurde ein ähnlicher Versuch im Jahre 1955 wiederholt, und zwar handelte es sich dabei um einen *Gruppenversuch*, bei dem gleichzeitig auch die Wirkung von Trockenschnitzeln nochmals zum Vergleich herangezogen werden sollte. Die Versuchsdauer umfaßte 6 Wochen, der Versuch begann mit dem ersten Tage des Weideganges. Es wurde ein Gruppenversuch gemacht, bei dem alle drei Gruppen im Alter, in der Leistung usw. ausgeglichen waren.

Die Gruppe I, die kein Zufutter bekam, umfaßte 13 Tiere, die Gruppen II und III, denen 3 kg Trockenschnitzel bzw. 3 kg des eiweißreichen Gemisches verabreicht wurden, zählten je 12 Tiere.

Um möglichst eine „Zerreißprobe" mit der überhöhten Eiweißgabe vorzunehmen, wurde zunächst der Austrieb in der gleichen Weise vorgenommen, wie das auch sonst mit den 450 Kühen des Instituts alljährlich geschieht. Sämtliche Tiere erhielten also bis zum Tag des Austriebs ein Futter, das sowohl im Gehalt an verd. Eiweiß als auch in den StE weitgehend der Norm angepaßt war. Die Tiere bekamen dann auch nicht in den letzten Tagen der Stallhaltung in irgendeiner Form einen Auslauf, um sie etwa allmählich an den Aufenthalt im Freien zu gewöhnen, sondern sie wurden von einem Tag zum andern ganztägig auf die Weide gebracht, ohne daß sie auch nur für eine einzige Nacht in den Stall genommen wurden. Auch hatten sie auf der Weide keine Möglichkeit, irgendwie Heu oder Stroh hinzuzufressen. Dann wurden ihnen schon am ersten Tag die 3 kg des eiweißreichen Beifutters im Freßbeutel vorgelegt.

Wie sich der Verzehr in den 6 Versuchswochen entwickelte, ist der folgenden Übersicht Nr. 21 zu entnehmen.

Übersicht Nr. 21. *Verzehr an eiweißreichem Beifutter und an Trockenschnitzeln auf der Weide*

Versuchswoche	Zahl der Tiere	Trockenschnitzel kg	Zahl der Tiere	Erdnuß/Soja-Gem. 1 : 1 kg
1.	12	2,74	12	2,34
2.	12	2,95	12	2,59
3.	12	2,77	12	2,32
4.	12	2,65	12	2,10
5.	12	2,53	12	2,31
6.	12	2,64	12	2,47
∅ 1—6:		2,71		2,35

Im Tagesdurchschnitt der 6 Wochen verzehrten die Kühe also 2,35 kg eiweißreiches Beifutter und die andere Gruppe 2,71 kg Trockenschnitzel. Wiederum wurde die Kotkonsistenz täglich genau überprüft und in Tageslisten für jedes einzelne Tier das Ergebnis vermerkt. Aber trotz des jungen kurzen Weidefutters, das die Tiere vor allem in den ersten Wochen des Weideganges erhielten, und obwohl die Weide mit etwa 100 kg Stickstoff gedüngt wurde, hatte dieses eiweißreiche Beifutter *keinen Einfluß auf die Beschaffenheit des Kotes.*

Wie aber war es mit den Leistungen? Darüber gibt die folgende Übersicht Nr. 22 Auskunft.

Übersicht Nr. 22. *Wirkung eines eiweißreichen Beifutters bei Weidegang auf Milchmenge und Fettgehalt der Milch*

Woche:	ohne Zufutter 13 Kühe				mit Trockenschnitzeln 12 Kühe				mit Erdnuß/Soja-Gem. 12 Kühe			
	Milch		Fett		Milch		Fett		Milch		Fett	
	kg	rel.	%	rel.	kg	rel.	%	rel.	kg	rel.	%	rel.
Stall:												
2.	22,45		3,84		23,89		3,84		23,75		3,72	
1.	22,04		3,72		23,03		3,90		22,49		3,68	
Sa:	44,49				46,92				46,24			
Ø:	22,25	100,0	3,78	100,0	23,46	100,0	3,87	100,0	23,12	100,0	3,70	100,0
Weide:												
1.	20,39		4,17	110,3	22,29		4,21	108,8	21,40		4,13	111,6
2.	20,61		3,92	103,7	22,55		3,80	98,2	22,30		3,68	99,5
3.	19,99		3,73	98,7	22,31		3,70	95,6	21,98		3,49	94,3
4.	19,72		3,61	95,5	22,39		3,53	91,2	21,49		3,48	94,1
5.	19,47		3,62	95,8	22,10		3,50	90,4	20,90		3,40	91,9
6.	19,40		3,51	92,9	21,84		3,50	90,4	21,04		3,37	91,1
Sa:	119,58				133,48				129,11			
Ø:	19,93	89,6			22,25	94,8			21,52	93,1		
Weide ohne:												
7.	18,30		3,47	91,8	20,18		3,52	91,0	19,01		3,44	93,0
8.	17,67		3,40	*89,9*	19,49		3,40	*87,9*	18,45		3,38	91,4
9.	17,06		3,45	91,3	18,95		3,43	88,6	17,70		3,36	90,8
10.	16,57		3,44	91,0	18,25		3,45	89,2	17,57		3,32	*89,7*

Kurvenmäßig sind diese Zahlen für die Zeit der Beifütterung in Abb. Nr. 5 wiedergegeben.

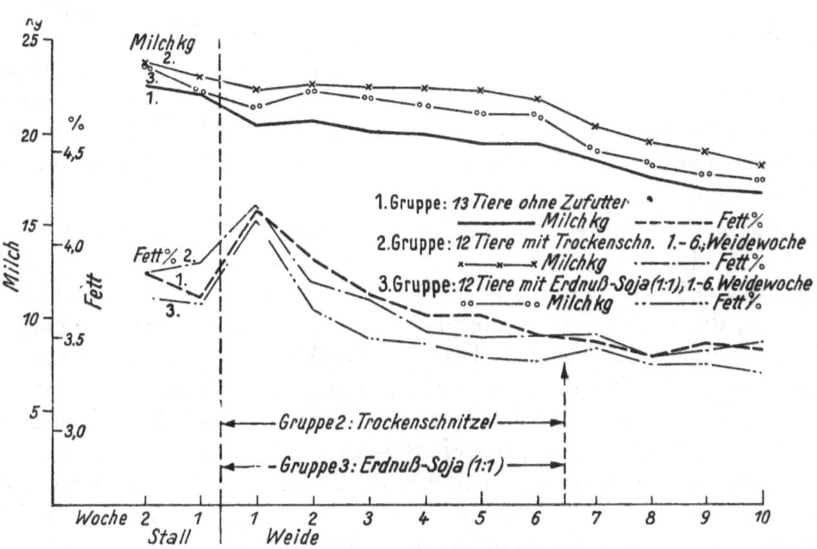

Abb. 5. Veränderungen des Fettgehaltes der Milch bei Weidegang.

Man sieht also aus den Zahlen der Übersicht Nr. 22 und aus dem kurvenmäßigen Verlauf der Abb. Nr. 5 zunächst, daß die Kühe, die kein Zufutter bekamen, sich im Durchschnitt wieder genau so verhielten, wie das bei allen anderen, in dieser Abhandlung besprochenen Versuchen der Fall war. Die Milchmenge stieg auf der Weide gegenüber der Stallhaltung praktisch nicht an, weil die Tiere im Stall das ihrer Leistung entsprechende Futter bekamen. Die *spezifische Sonderwirkung*, der über den Nährstoffgehalt hinausgehende Einfluß des Weideganges oder des Weidegrases auf die Milchmengenleistung ist demnach bei Kühen, die sich noch im ersten Teil der Laktation befinden, klein und offenbar viel geringer, als alle es annehmen, die davon sprechen, daß die Kühe zu Beginn des Weideganges zum zweitenmal frischmilchend werden. Stärkeres Emporschnellen der Milchleistung zu Beginn des Weideganges ist sicherlich in erster Linie als Beweis dafür anzusehen, daß man die Tiere *im Stall nicht ausreichend ernährte.*

Aber der *Fettgehalt!* Wiederum ein starkes Emporschnellen in der ersten Weidewoche und das systematische allmähliche Absinken von Woche zu Woche, obwohl man an sich ja damit rechnen könnte, daß bei der, durch das Fortschreiten der Laktation festzustellenden Minderung der Milchmenge der Fettgehalt sich etwas erhöhen würde. Das Minimum im Fettgehalt wurde dann in der 8. Weidewoche mit 89,9% des Fettgehaltes der letzten beiden Stallwochen erreicht.

Die Trockenschnitzelbeifütterung hatte wiederum eine kleine Erhöhung der Milchmenge zur Folge. Ohne Zufütterung war die Milchmenge um 10,4% zurückgegangen, bei der Verabreichung von Trockenschnitzeln um 5,2%.

Der Fettgehalt aber verlief trotz dieser Trockenschnitzelbeigabe praktisch genau so wie bei der Gruppe, die kein Zufutter erhielt.

Aber dann das eiweißreiche Erdnußmehl/Sojaschrot-Gemisch! Man sieht, besonders an der kurvenmäßigen Darstellung, daß dieses eiweißreiche Beifutter nicht anders wirkte, als die Trockenschnitzel-Zulage. Eine Beigabe von einseitig kohlenhydratreichen StE konnte den Fettgehalt der Milch auf der Weide nicht erhöhen und die Verabreichung einseitig eiweißreicher StE diesen auch nicht senken.

Zu ähnlichen Ergebnissen führten Untersuchungen, die man in England angestellt hat[2, 7]. Damit ist der wissenschaftlich interessante und in praktischer Hinsicht so wichtige Nachweis erbracht, daß der *hohe Eiweißgehalt des Weidegrases*, dessen enges Nährstoffverhältnis, *in keinem Zusammenhang mit dem Fettgehalt der Milch stand*, daß also das Absinken des Fettgehaltes der Milch zu Beginn des Weideganges nicht auf das Graseiweiß zurückzuführen war und infolgedessen der Fettgehalt der Milch während des Weideganges nicht durch eine Beifütterung kohlenhydratreicher Futtermittel und durch die damit erzielte Erweiterung des Nährstoffverhältnisses begünstigt wurde. Der Hinweis auf eine derartige Wirkung dürfte damit als Grund für die Notwendigkeit der Weidebeifütterung in der Mehrzahl der landwirtschaftlichen Betriebe entfallen.

In welchem Umfange eine spezifisch-dynamische Wirkung der Eiweißstoffe einen Mehraufwand an StE bedingt, ist unbekannt. Jedenfalls aber dürften die sich daraus ergebenden Kosten geringer sein als sie für den Austausch der billigeren eiweißreichen StE der Weide gegen die teureren eiweißarmen StE des Beifutters in der Regel erforderlich wären.

Weiter ist der Nachweis wichtig, daß das *Laxieren der Kühe auf der Weide nicht auf das Eiweiß des Weidefutters zurückzuführen* ist, sondern wahrscheinlich auf den Mangel an Rohfaser und den hohen Wassergehalt dieses Futters.

Daß ausschließlicher Weidegang auf gewöhnlichen guten Weiden allgemein Stoffwechselerkrankungen der Kühe zur Folge habe, die Fruchtbarkeit beeinträchtigen solle, usw. ist sehr unwahrscheinlich und läßt sich durch eindeutige Versuchsergebnisse nicht belegen.

Um einen Beitrag zu der *Frage* zu liefern, *ob man bei langandauernder Eiweißbeifütterung Schädigungen bei Kühen* hervorrufen kann, läßt das Institut seit etwa $^{3}/_{4}$ Jahren einen Versuch mit 18 Kuhpaaren laufen, von denen jeweils der eine Paarling der Norm entsprechend gefüttert wird, der andere eine die Norm weit überschreitende Eiweißgabe erhält.

Es war indessen vom Fettgehalt die Rede. Wenn die angeführten Versuche keinen Weg wiesen, den Rückgang des Fettgehaltes zu verhindern, dann soll dies durchaus nicht zur Resignation führen. Vielmehr bleibt die Aufgabe bestehen, *weiter nach den Ursachen des Rückganges im Fettgehalt der Milch* und damit nach Mitteln zur Abstellung dieses Nachteiles zu *forschen.* Dabei sind die Ergebnisse von zwei weiteren Versuchen des Instituts kurz zu erwähnen, die bereits veröffentlicht wurden.

E. Verhalten des Fettgehaltes der Milch auf der Weide bei Zufütterung von Kokosexpeller und einem 5-stündigen Aufenthalt auf einem begrünten Auslauf.

In dem einen Versuch bekamen 5 schwarzbunte Hochleistungskühe[16], die eine Züchterorganisation für eine 365-tägige Futter- und Leistungskontrolle in das Institut gestellt hatte, während der ersten 9 Wochen des Weideganges 2 kg Kokosexpeller zugeteilt, der den außerordentlich hohen Gehalt von 15% Rohfett aufzuweisen hatte. Das Ergebnis ist in Abb. 6 wiedergegeben.

Beim Austrieb belief sich bei diesen Kühen die Durchschnittsleistung auf 14,4 kg Milch mit 4,8% Fett und diese ging dann nach und nach bis zur 10. Weidewoche auf 11,6 kg Milch mit 3,8% Fett zurück. Also vermochte selbst die Beigabe von diesem besonders fettreichen Kraftfutter, mit dem die Tiere täglich 300 g Rohfett zusätzlich erhielten, den typischen Rückgang des Fettgehaltes nicht aufzuhalten.

In der Abb. Nr. 7 ist das Untersuchungsergebnis von 10 anderen schwarzbunten Hochleistungskühen wiedergegeben, die auf dem Stall ein ihrer Leistung entsprechendes Futter erhielten, die aber täglich etwa 5 Stunden auf einem begrünten Auslauf gehalten wurden.

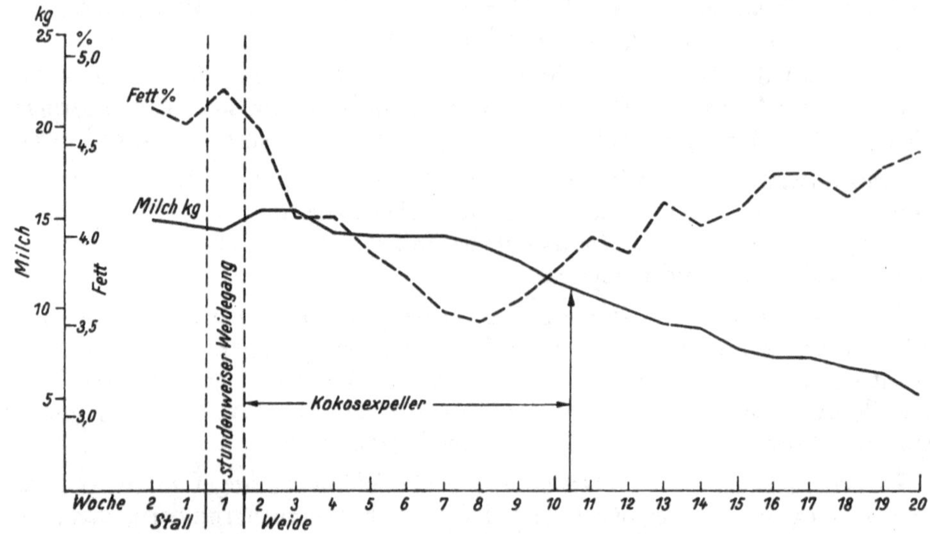

Abb. 6. Veränderungen des Fettgehaltes der Milch bei Weidegang mit Kokosexpeller (2 kg)-Zufütterung (5 Tiere).

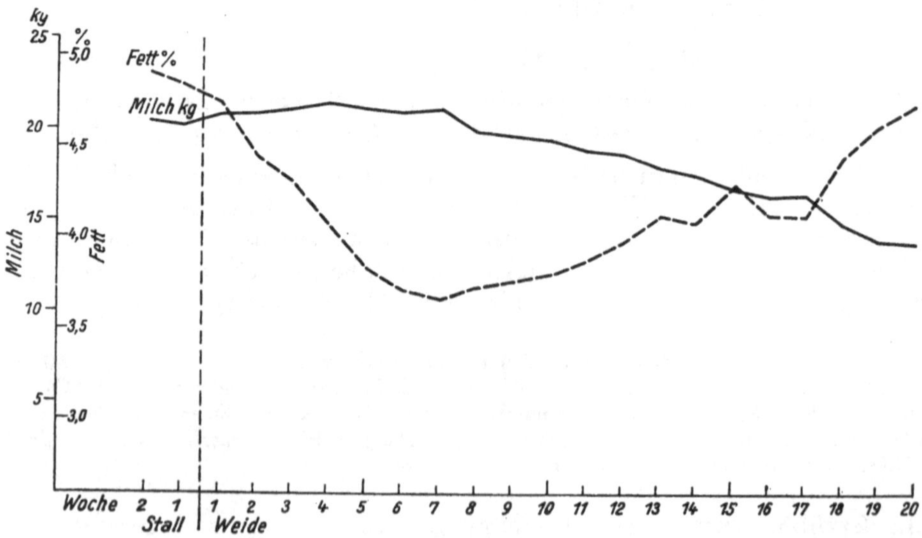

Abb. 7. Veränderungen des Fettgehaltes bei 5-stündigem Weideauslauf (begrast) (10 sbt, Holsteiner Prüfungskühe).

Diese Tiere hatten am Ende der reinen Stallhaltung eine Durchschnittsleistung von 20,1 kg Milch mit 4,84% Fett aufzuweisen. Während des Auslaufes hielten die Tiere sich dann in der Milchmenge, während der Fettgehalt wieder allmählich zurückging und in der 7. Weidewoche bei einer Tagesleistung von 21,1 kg Milch mit 3,68% den niedrigsten Stand erreichte, um sich danach allmählich wieder zu erholen, ohne daß wiederum in der Fütterung oder Haltung eine Änderung eintrat.

Zusammenfassung.

Das Max-Planck-Institut für Tierzucht und Tierernährung Mariensee/Trenthorst führte umfangreiche Untersuchungen über das Verhalten des Fettgehaltes der Milch bei Weidegang durch. Die dazu erforderlichen Geldbeträge stellte im wesentlichen die Deutsche Forschungsgemeinschaft zur Verfügung.

Zunächst wurde an einer größeren Anzahl von Kühen in täglicher Milchkontrolle ermittelt, wie sich der Fettgehalt der Milch bei ganztägigem Weidegang bei Tieren entwickelte, die kein Zufutter bekamen. Dabei zeigte sich, daß dieser in der ersten Woche des Weideganges anstieg und daß er danach nicht plötzlich, sondern allmählich von Woche zu Woche zurückging, bis er etwa in der 8. Weidewoche den tiefsten Stand erreichte, um sich danach langsam wieder zu erhöhen, ohne daß in der Fütterung oder Haltung eine Änderung eintrat.

Danach wurden verschiedene Beifuttermittel in ihrer Wirkung auf den Fettgehalt der Milch überprüft, und es zeigte sich, daß eine Beigabe von Trockenschnitzeln und auch von GK-Rüben und die dadurch bewirkte Erweiterung des Nährstoffverhältnisses des Weidefutters diesen Rückgang im Fettgehalt nicht zu verringern vermochte.

Um weitere Auskunft darüber zu erhalten, ob es der hohe Eiweißgehalt, das enge Nährstoffverhältnis des Weidegrases wohl sein könnte, das den Rückgang im Fettgehalt der Milch bewirkte, wurde in weiteren Versuchen ein sehr eiweißreiches, nur aus Erdnußmehl- und Sojaschrot bestehendes Kraftfuttergemisch beigefüttert, mit dem Ergebnis, daß auch dann der Fettgehalt der Milch durchaus kein anderes Verhalten zeigte, als wenn die Tiere gar nicht zugefüttert wurden oder eine Zugabe von Trockenschnitzeln erhielten. Es war also nicht der hohe Eiweißgehalt des Weidegrases, der den Fettgehalt der Milch beeinträchtigte.

Gleichzeitig aber erwies es sich, daß selbst die Verabreichung einer größeren Menge dieses eiweißreichen Kraftfuttergemisches die Kotkonsistenz durchaus nicht verschlechterte oder Durchfall bewirkte, und es zeigen sich auch keinerlei gesundheitliche Schädigungen.

In einem weiteren Versuch gelang es ebenfalls nicht, diesen typischen Rückgang des Fettgehaltes durch die Verabreichung von 2 kg Kokosexpeller zu verhindern, der den außerordentlich hohen Gehalt von 15% Rohfett aufzuweisen hatte. Diese Tiere befanden sich in einem durchaus guten Futterzustand und nahmen während der Zeit der Beifütterung noch an Gewicht zu.

Aber auch bei Kühen, die bei voller Stallfütterung nur für etwa 5 Stunden auf einem begrünten Auslauf gehalten wurden, zeigte die Kurve des Fettgehaltes den gleichen charakteristischen Verlauf.

Die Beifütterung bewirkte in allen Fällen eine gewisse Erhöhung der Milchmenge, in keinem Fall aber erwies sich diese Beifütterung als ökonomisch.

Diese Versuche wurden in den verschiedenen bei Hannover und bei Lübeck gelegenen Versuchswirtschaften des Instituts durchgeführt, die sich in der Bodenbeschaffenheit, in der Zusammensetzung der Grasnarbe, in den Klimaverhältnissen, in der genetischen Grundlage der Milchviehbestände und manchem mehr wesentlich unterscheiden. Wenn sich dann diese Versuche über mehrere Jahre erstrecken und grundsätzlich immer wieder zu dem gleichen Ergebnis führen, dann können diese als repräsentativ für die Mehrzahl der landwirtschaftlichen Betriebe gelten. Damit dürfte dann eine feste Grundlage für Vorschläge für die Beifütterung während des Weideganges erarbeitet sein.

In allen Betrieben, die über wenig Weideland verfügen, soll man stets zufüttern, um die Weide zu strecken. In Betrieben aber mit hohem Anteil an absolutem Grünland kann man gerne in den ersten Tagen des Weideganges etwas beifüttern, um den Tieren den Übergang zu erleichtern, besonders dann, wenn die Tiere häufiger an Grastetanie erkrankten. In diesen Betrieben aber für die ganze Dauer des Weideganges möglicherweise noch Beifuttermittel hinzuzukaufen, um damit den Fettgehalt der Milch verbessern zu wollen, das Nährstoffverhältnis zu korrigieren, ist unrationell, weil dort die eiweißreichen StE der Weide durchweg wesentlich billiger zu stehen kommen als in den zugekauften Beifuttermitteln.

Auch ist es nicht der Eiweißgehalt des Weidegrases, der den Durchfall bewirkt, sondern dieser ist mit großer Wahrscheinlichkeit auf den geringen Rohfasergehalt und den hohen Wassergehalt des jungen Weidegrases zurückzuführen. Dieser Nachteil läßt sich ohne Schwierigkeiten dadurch beheben, daß man das Gras bis zur Nutzung etwas länger wachsen läßt, zumal sich im Institut zeigte, daß sich Kühe auf Tagesleistungen bei 25 kg Milch halten lassen, wenn das Gras schon recht weit in der Entwicklung vorangeschritten ist.

Zur vollen Verwertung des so nährstoffreichen, gesunden Weidefutters ist es dann erforderlich, daß man die Weide als Portionsweide durch Kühe mit hohen Tagesleistungen nutzt. Auch soll man nicht vergessen, den Tieren während der Weide einen Lehmleckbrei zur beliebigen Aufnahme zur Verfügung zu stellen.

Literaturverzeichnis

[1] COMBERG, G.: Trockenschnitzel als Zufutter auf der Weide. Tierzucht 6, 1—5 (1952).
[2] CORBETT, J. L.: Some aspects of the Nutrition of Grazing Dairy Cows, Europ. Assoc Animal Production, Reading, 1955 (5. Study Meeting).
[3] DREWS, R.: Übergangs- und Weidebeifütterung der Milchkühe. Futter und Fütterung *18*, 131 (1952).
[4] FRENS, A. M.: Physiologische Erwägungen zur Ernährung der Rinder auf der Weide. Europ. Vereinigung für Tierzucht, 5. Studien-Tagung, Reading (1955).
[5] GALENSA, F.: Erfahrungen mit der Portionsweide. Mitt. d. DLG, *70.* Jrg. 271—272 (1955).
[6] GRASHUIS: Neuartige Gesichtspunkte für Milchviehaufzucht und -fütterung in Grünlandgebieten. Sonderdruck aus „Landw. Jahrbuch für Bayern", *30,* 365—376 (1953).
[7] HOLMES, W. M. u. MAX LUSKY, D. S.: The effect of Pasture Management Methods and Supplementary feed on the Production and the feed consumption of dairy cows. Europ. Assoc. Animal Production, 5. Study Meeting, Reading (1955).
[8] KIRSCH, W.: Grastetanie bei Milchkühen in Schleswig-Holstein 1951 und 1952. Futter und Fütterung, 29 (1953).
[9] KIRSCH, W. u. SPLITTGERBER: Das Problem der vollwertigen Ernährung beim Weidegang der Milchkühe. Futter und Fütterung 12 (1951).
[10] KÜST: Fruchtbarkeit und Leistung des deutschen Rotviehs, Fortpflanzung, Zuchthygiene und Haustierbesamung, *4,* 21—24 (1954).
[11] PÉRIGNON, K. TH.: Weidebeifütterung und Betriebsstruktur. Die Aufgaben der Weidebeifütterung. Der Tierzüchter, *7,* 45—46 (1955).
[12] TRAUTWEIN, K.: Veterinärmedizin und Ernährungsschäden bei den landwirtschaftlichen Nutztieren. Dt. Tierärztl. Wochenschrift, *62,* 3/4, 33—36 (1955).
[13] WITT, M.: Versuche über die Zufütterung von Trockenschnitzeln auf der Weide. Archiv für Tierernährung 2, 240 (1952).
[14] WITT, M.: Neuere Erkenntnisse und Erfahrungen in der Grünlandwirtschaft, dem Futterbau und der Futterkonservierung. ERP-Bericht Land Niedersachsen-Hann. 1955.
[15] WITT, M.: Versuche über das Verhalten des Fettgehaltes der Milch bei Weidegang. V. Stud. Tagung Europ. Vereinig. für Tierzucht, Reading (1955).
[16] WITT, M.: Ergebnisse einer 365-tägigen Futter- und Leistungskontrolle an 10 schwarzbunten Hochleistungskühen. Jahrb. d. Max-Planck-Ges. 1953.
[17] WITT, M.: Einfluß einer stark überhöhten Eiweißgabe auf die Milchmenge und den Fettgehalt der Milch bei Kühen. Arch. f. Tierernähr. Beiheft 5, Scheunert-Festschrift (1954).
[18] WÖHLBIER, W.: Die Grundlagen der Weidebeifütterung. Wiss. Abh. Deutsche Akademie d. Landw. Wiss. zu Berlin V/2, 427 (1954).
[19] WÖHLBIER, W.: Die Zusammensetzung von Weideergänzungsfutter. Futter u. Fütterung *40,* 313 (1954).

Eingegangen am 21. 11. 55

Aus dem Institut für Tierernährung der Forschungsanstalt für Landwirtschaft, Braunschweig-Völkenrode
(Direktor: Prof. Dr. K. RICHTER)

KLÄRE SCHILLER

Über den Ergänzungswert von Eiweißträgern verschiedener Herkunft in der tierischen Ernährung

2. Mitt. *Die biologische Eiweißwertigkeit der reifen Körner einiger Erbsen und Ackerbohnensorten und ihre Ergänzung durch Fischmehl*

A. Einleitung

Mit der vorliegenden Arbeit werden die früher schon mitgeteilten umfassenden Versuchsserien [12] über die Bedeutung und den Einfluß der verschiedenen Eiweißträger pflanzlicher und tierischer Herkunft in der Ernährung der Schweine fortgesetzt und erweitert. Insbesondere erschien es von Interesse, zu klären, welche Unterschiede in der biologischen Eiweißwertigkeit innerhalb einzelner Sorten derselben Körnerart — hier von Erbsen und Bohnen —, bestehen, Unterschiede, die bei der bekannten Variabilität der pflanzlichen Inhaltsstoffe durchaus zu erwarten sind. Anschließend wurde wiederum der Ergänzungswert gegenüber Fischmehl geprüft.

Die vorhergehende Arbeit [12] hatte gezeigt, daß die biologische Eiweißwertigkeit einiger Soja- und Lupinensorten Unterschiede bis zu 6% aufwies, eine Schwankung, die unter den angewandten Versuchsbedingungen über die Fehlergrenze hinausging. COLUMBUS [3] stellte in Versuchen an Schweinen, die er mit drei *Erbsen*sorten durchführte, fest, daß die biologische Eiweißwertigkeit einer Sorte um 10% höher war als bei den beiden anderen. In der Annahme, daß die Unterschiede in der biologischen Wertigkeit der Sorten auf einem unterschiedlichen *Cystin- und Methionin*gehalt beruht, untersuchten R. J. EVANS und andere [5] das Eiweiß reifer Körner verschiedener Erbsensorten auf den Gehalt an diesen Aminosäuren, fanden aber keine wesentlichen Unterschiede. Daß das Methionin jedoch auch im Erbseneiweiß ebenso wie bei den anderen Leguminosen limitierend ist, geht aus zahlreichen Arbeiten [2, 4, 6, 10, 11, 13, 14] hervor, bei denen durch Methioninzugabe eine wesentliche Werterhöhung erzielt wurde. Auch aus der durch die chemische Analyse erhaltenen Aminosäurenzusammensetzung von Erbsen- und Bohneneiweiß (Tab. 1) [1, 8] ist ein deutlicher *Mangel an Methionin und Cystin* ersichtlich.

Die Ergänzungswirkung tierischer Eiweißträger auf Erbseneiweiß prüften W. P. LEHRER und andere [7] in Rattenversuchen im Hinblick auf die *menschliche* Ernährung, indem sie der *Erbsen*sorte „Alaska“ verschiedene Fleischarten (Hammel, Rind und Schwein) zusetzten. Es ergab sich nur eine geringe Verbesserung der Wertigkeit des Erbseneiweißes, die auch in den Mischungen den für Fleisch allein erhaltenen Wert in keinem Fall erreichte. Ein Beweis dafür, daß der *Methioningehalt* der untersuchten Fleischarten *nicht ausreicht*, um den Mangel des Erbseneiweißes an dieser Aminosäure voll auszugleichen. Denn in der gleichen Arbeit wird von Versuchen berichtet, in denen der Wert des Erbseneiweißes durch Methioninzusatz dem des Eiereiweißes angeglichen werden konnte. Dies Ergebnis war auch aus den Werten der Analyse zu erwarten (Tab. 1).

Tabelle 1. *Annähernder Gehalt des Eiweißes einiger typischer Eiweißträger an essentiellen Aminosäuren* [1, 8]

	Vollei-pulver (1)	Sojabohne (1)	Erbsen (1)	Acker-bohne (8)	Muskel-fleisch (1)	Fischmehl Mittel (1)
Valin	7,3	5,3	4,0	5,1	5,5	5,8
Isoleucin	8,0	6,0	4,1	5,5	6,0	6,0
Leucin	9,2	8,0	6,4	7,6	8,0	7,1
Threonin	4,9	3,9	3,9	2,6	5,0	4,5
Methionin	4,1	3,6	1,0	0,5	3,2	4,7
Cystin	2,4	3,6	1,2	1,1	1,2	
Phenylalanin + Tyrosin	10,8	9,3	7,6	6,5	9,0	7,5
Tryptophan	1,5	1,4	0,7	0,9	1,4	1,3
Lysin	7,2	6,8	5,0	5,5	10,0	7,8
Histidin	2,1	2,9	1,2	2,9	3,3	2,4
Arginin	6,4	7,3	8,9	6,5	7,7	7,4

B. Versuchsplan

Eine größere Anzahl der in Deutschland im Handel befindlichen *Erbsen- und Ackerbohnensorten* wurde auf die Unterschiede in der biologischen Eiweißwertigkeit untersucht und anschließend die Ergänzungswirkung des gebräuchlichsten tierischen Eiweißträgers, des Fischmehls, auf das Erbsen- bzw. Bohneneiweiß geprüft. Gleichzeitig wurde durch Zugabe *steigender Mengen Fischmehl zu Erbsen* festgestellt, bis zu welcher Höhe ein Fischmehlzusatz eine wesentliche Wertigkeitssteigerung hervorruft.

1. In der ersten Versuchsreihe wurde die biologische Wertigkeit nachfolgender *10 Erbsensorten*, die z. T. Speiseerbsen [1, 6, 7, 8, 10] und z. T. Futtererbsentypen sind, in *Bilanzversuchen mit Ratten* bestimmt.

Erbse 1:	Svalöfs Buttererbse 1948,	Pisum sativum
„ 2:	Strengs Felderbse Frauenlob,	P. sativum
„ 3:	Lucienhofer Wintererbse 1948,	P. arvense
„ 5:	Peragis Felderbse,	P. sativum
„ 6:	fr. grüne Viktoriaerbse,	P. sativum
„ 7:	fr. gelbe Viktoriaerbse,	P. sativum
„ 8:	Lohmanns Weender grünblaue Folgeerbse,	P. sativum
„ 9:	Hohenheimer rosablühende Futtererbse,	P. arvense
„ 10:	Hohenheimer grüne Viktoriaerbse 1948,	P. sativum
„ 11:	Handelsübliche Futtererbse	P. sativum

2. Die zweite Versuchsreihe diente zur Prüfung der Wertigkeit von Erbsen-Dorschmehlgemischen, und zwar wurden den mit Erbsen bzw. Dorschmehl als alleinigen Eiweißträger gefütterten Gruppen 9 Gruppen gegenübergestellt, in denen 10, 20, 25, 30, 35, 40, 45, 50 und 75% des *Erbseneiweißes durch Dorschmehleiweiß* ersetzt wurde. Diese Reihe wurde jeweils als kombinierter N-Bilanz- und Wachstumsversuch durchgeführt mit einer Bilanz zu Anfang und einer in einem späteren Wachstumsstadium. Als Erbsensorte wurde die von uns in der vorigen Versuchsreihe geprüfte handelsübliche Futtererbse — Erbse 11 — gewählt.

3. In der dritten Versuchsreihe wurden *13 Bohnensorten* (vicia faba) und eine *Linsensorte* (Lens culinaris) auf ihre biologische Wertigkeit untersucht.

Bohne 1:	Oberbehner dicke Pferdebohne
„ 2:	Rastatter kleinkörnige Bohne
„ 3:	Strube Ackerbohne
„ 4:	Friedrichswerther Bergviehbohne
„ 5:	N. F. G. Boekers Butjadinger Ackerbohne
„ 6:	Hochzucht Wadsacks, kl. Thür. Pferdebohne
„ 7:	Lüneburger Feldbohne
„ 8:	Füllbergs Dunsener Ackerbohne
„ 9:	Rosenhöfer Ackerbohne
„ 10:	Dr. Franks Hohenloher Ackerbohne
„ 11:	Breustedts Schladener kleine Feldbohne
„ 12:	Lohmanns Weender Feldbohne
„ 13:	handelsübliche Ackerbohne
Linse:	Saatzucht Späth

Dieser Versuch wurde, wie alle nun folgenden, als kombinierter *N-Bilanz- und Wachstumsversuch* mit nur einer Bilanz zu Beginn des Versuches angelegt.

4. Die vierte Versuchsreihe erstreckte sich auf den Ergänzungswert von *Dorschmehleiweiß in Kombination mit Bohneneiweiß*. Entsprechend der zweiten Versuchsreihe wurde zu den Gruppen mit Bohnen- bzw. Dorschmehl allein je eine Gruppe in Vergleich gesetzt, in der 10, 20, 25, 30, 35, 40, 45, 50 und 75% des Bohneneiweißes durch Dorschmehleiweiß ersetzt wurden. Auch hier wählten wir die von uns in der vorigen Versuchsreihe geprüfte handelsübliche Ackerbohne — Bohne 13 — aus.

C. Versuchsmethodik

Die *Bestimmung der biologischen Eiweißwertigkeit* im N-Bilanzversuch mit Ratten wurde in der in Mitt. 1 [12] ausführlich beschriebenen Weise durchgeführt. Es erübrigt sich daher hier eine Beschreibung. Für jede Versuchsserie (abgesehen von der ersten) wurde nicht nur ein 10-tägiger Bilanzversuch durchgeführt, sondern dieser Bilanzversuch wurde an den Anfang gestellt und für jedes Tier mit einem exakten *Wachstumsversuch* in kontrollierter Einzelfütterung etwa weitere 30 Tage fortgesetzt, bis die Tiere ihr Hauptwachstum beendet hatten. Auf diese Weise konnte außer der biologischen Wertigkeit auch die *Zunahme je Gramm aufgenommenes Rohprotein* bestimmt werden. Diese *kombinierte Bilanz- und Wachstumsmethode* begegnet dem Einwand, der sonst gegen die Bilanzmethode erhoben wird, nämlich daß sie eine zu kurze Zeitspanne umfaßt, und zum anderen gleicht sie den der Wachstumsmethode anhaftenden Mangel an Genauigkeit aus. Außerdem ist durch diese Methode eine bessere Möglichkeit gegeben, eigene Versuche zu reproduzieren, da immer gleichaltrige und gleichschwere, im Status genau festgelegte Tiere Verwendung finden. Darüber hinaus können Vergleiche mit anderen Untersuchungen gezogen werden, gleichgültig ob es sich um Bilanz- oder Wachstumsversuche handelt, soweit nicht durch Unterschiede in der Versuchsanlage eine Gegenüberstellung von vornherein ausgeschlossen ist.

Die Futterzubereitung geschah in der gleichen Weise wie früher [12] beschrieben. Der Rohproteinanteil lag wieder bei 12% in der Trockensubstanz, berechnet aus den Gesamt-N-Werten, da auch bei den Erbsen und Bohnen der nicht verwertbare Amid- und NH_3-Anteil sehr gering ist (Tab. 2).

Tabelle 2. *N-Substanzverteilung der verwendeten Eiweißträger (auf Trockensubstanz berechnet)*

	I Rohprotein % (N x 6,25)	II Ges-N %	III Ges.-Eiweiß N %	IV Unlösl. Eiweiß N %	V Lösl. Eiweiß N %	VI Amid-N %	VII NH_3-N %	VIII α-Amino-N %
Erbse 1	28,8	4,61	3,47	2,93	0,54	0,061	0,020	0,107
„ 2	26,6	4,25	3,72	2,85	0,87	0,082	0,022	0,153
„ 3	25,6	4,10	3,62	3,06	0,56	0,068	0,009	0,132
„ 4	24,3	3,89	3,13	2,51	0,62	0,064	0,009	0,066
„ 5	30,4	4,86	3,75	2,85	0,90	0,075	0,017	0,152
„ 6	24,3	3,89	3,47	2,33	1,14	0,052	0,027	0,092
„ 7	23,4	3,75	3,46	2,31	1,15	0,143	0,019	0,094
„ 8	22,7	3,64	3,25	2,78	0,47	0,038	0,012	0,084
„ 9	20,2	3,24	2,87	2,33	0,54	0,055	0,009	0,108
„ 10	19,3	3,08	2,84	2,29	0,55	0,057	0,012	0,143
„ 11	26,8	4,29	3,96	3,21	0,75	0,062	0,011	0,201
Bohne 1	31,4	5,01	4,57	3,74	0,83	0,126	0,014	0,168
„ 2	31,5	5,02	4,65	3,88	0,77	0,148	0,012	0,167
„ 3	32,9	5,27	4,44	3,82	0,62	0,142	0,010	0,118
„ 4	32,3	5,18	4,67	3,94	0,73	0,112	0,023	0,166
„ 5	34,6	5,54	4,80	3,94	0,86	0,131	0,017	0,116
„ 6	32,7	5,22	4,69	3,87	0,82	0,204	0,024	0,200
„ 7	33,5	5,37	4,71	3,85	0,86	0,069	0,018	0,124
„ 8	31,8	5,09	4,46	3,62	0,84	0,124	0,015	0,116
„ 9	35,3	5,63	4,13	3,52	0,61	0,094	0,015	0,149
„ 10	30,8	4,93	4,44	3,89	0,55	0,100	0,013	0,153
„ 11	31,7	5,08	4,46	3,76	0,70	0,110	0,008	0,186
„ 12	32,8	5,26	4,41	3,88	0,53	0,125	0,016	0,183
„ 13	34,9	5,59	4,88	4,43	0,45	0,097	0,024	0,183
Linse	32,7	5,23	4,96	2,99	1,97	0,147	0,016	0,138

Die Beschreibung der *Zusammensetzung des Vitamin-B-Gemisches* in der 1. Mitt. (S. 350) ist dahingehend zu berichtigen, daß die angegebenen Mengen Vitamin B mit Stärke auf 500 g aufgefüllt wurden.

Das Vitamin-B-Gemisch setzte sich zusammen aus:

Aneurin	0,250 g
Lactoflavin	0,100 g
Nicotinsäureamid	1,000 g
Adermin	0,100 g
Pantothens. Calcium	0,150 g
Stärke	498,400 g
Gesamt	500,000 g

Von diesem Gemisch wurden 0,50 g je Tier und Tag verabreicht, also jeweils $^{1}/_{1000}$ der eingewogenen Vitaminmengen.

D. Beschreibung der Versuche und Diskussion der Ergebnisse

1. Die *erste Versuchsreihe* diente der Bestimmung von Unterschieden in der biologischen *Eiweißwertigkeit von 10 Erbsensorten.*

Im Versuch wurden die üblichen N-Bilanzwerte ermittelt und die Zunahme je g Rohprotein aus der Gewichtsentwicklung während der 10 tägigen Bilanzfütterung errechnet. Da die Tiere in dieser Zeit ein Durchschnittsgewicht von 60 g hatten, also sehr jung waren, sind die Ansatzwerte wesentlich höher, als sie in der *gesamten Hauptwachstumsperiode* gewesen wären. Sie sind also nur zu Vergleichen innerhalb des Versuches geeignet.

Übersicht 1.

Erster N-Bilanzversuch mit 10 Erbsensorten deutscher Herkunft bei 12% Rohprotein in der Futtertrockenmasse

⌀-Gewicht der Ratten etwa 60 g

Eiweiß-träger	Anzahl der Versuchstiere	Verdaulichkeit		biologische Wertigkeit	mittlerer Fehler	Zunahme *) je g Rohprotein
		scheinbare	wahre			
Erbse 1	5	80,6	92,4	61,1	± 2,24	1,38
Erbse 2	5	81,9	92,8	62,3	± 0,67	1,31
Erbse 3	4	76,9	90,8	66,8	± 3,46	1,27
Erbse 5	4	79,0	90,0	63,8	± 1,63	1,71
Erbse 6	5	77,7	89,3	59,0	± 1,38	1,87
Erbse 7	5	77,8	88,4	67,2	± 1,71	1,57
Erbse 8	5	78,3	89,4	64,7	± 1,01	1,70
Erbse 9	5	74,1	85,4	73,1	± 1,37	1,76
Erbse 10	5	76,7	87,8	69,4	± 3,58	2,09
Erbse 11	4	74,0	83,8	72,0	± 3,32	2,29
Eipulver	5	87,3	96,5	90,2	± 2,26	3,00

*) Die Zunahme je g Rohprotein ist aus der Gewichtsentwicklung in den 10 Tagen des Bilanzversuches errechnet.

Die in *Übersicht 1* zusammengefaßten Ergebnisse zeigen für die deutschen Erbsensorten bei einem Eiweißanteil von 12% in der Futtertrockensubstanz *ziemlich hohe biologische Wertigkeiten von 60—73* bei einer wahren Verdaulichkeit zwischen 83 und 92. Da auch für Eipulver, das in allen Versuchsserien als Vergleichsprotein mitgeprüft wurde, der Wert mit 90,2 relativ hoch liegt, kann angenommen werden, daß in diesem Versuch die obere Grenze der Ausnutzbarkeit erreicht worden ist.

Die von MURRAY [9] für die Erbsensorte „Alaska" gefundene biologische Wertigkeit von 57,3 für einen Eiweißanteil von nur 10% in der Futtertrockensubstanz ist demgegenüber ziemlich niedrig, wogegen die wahre Verdaulichkeit mit 91,6 etwa den von uns gefundenen Werten entspricht.

Die *Unterschiede* zwischen den einzelnen Sorten sind sowohl in der wahren Verdaulichkeit als auch in der biologischen Wertigkeit *statistisch gesichert*; z. B. ist für E 6 und 9 t = 7,25 P 1% = 3,36. Sie sind also als materialbedingt und nicht zufällig anzusehen.

2. Die Ergänzungswirkung steigender Anteile *Dorschmehl auf Erbseneiweiß* wurde in der *zweiten Versuchsreihe* geprüft. Je zwei Bilanzversuche wurden am Anfang bzw. in einem späteren Stadium der Hauptwachstumsperiode eingeschaltet. Der Wachstumsversuch wurde über 44 Tage mit kontrollierter Fütterung durchgeführt.

Übersicht 2 a.

Erster N-Bilanz- und Wachstumsversuch mit steigenden Mengen Dorschmehl in Mischungen mit Erbsen

∅-Gewicht der Ratten etwa 70 g

Eiweißträger	Anzahl d. Versuchstiere	scheinb. Verdaulichkeit	wahre Verdaulichkeit	biolog. Wertigkeit gefunden	biolog. Wertigkeit berechn.*)	mittlerer Fehler	∅ Zunahme je g Rohprot.
100 % Erbse 11	4	75,8	85,4	59,3		± 1,00	1,37
90 % Erbse + 10 % Dorschmehl	5	—	—	—	59,8	—	1,72
80 % Erbse + 20 % Dorschmehl	4	78,1	88,7	61,1	60,3	± 1,35	1,83
75 % Erbse + 25 % Dorschmehl	5	76,0	86,2	60,3	60,5	± 2,02	1,79
70 % Erbse + 30 % Dorschmehl	4	75,2	86,2	64,0	60,8	± 2,61	1,85
65 % Erbse + 35 % Dorschmehl	4	74,7	84,7	64,7	61,0	± 1,46	1,78
60 % Erbse + 40 % Dorschmehl	5	77,9	87,0	65,0	61,3	± 1,29	1,87
55 % Erbse + 45 % Dorschmehl	4	77,4	86,8	64,5	61,5	± 2,26	1,90
50 % Erbse + 50 % Dorschmehl	4	82,2	91,4	64,7	61,8	± 2,11	1,92
25 % Erbse + 75 % Dorschmehl	4	79,9	89,6	65,4	63,0	± 0,58	1,92
100 % Dorschmehl	4	84,8	94,9	64,2		± 0,87	2,09
Eipulver	5	82,3	93,0	84,4		± 1,58	2,25

*) Aus den für Erbse und Dorschmehl gefundenen Werten für die Mischungsverhältnisse berechnet.

In *Übersicht 2a* ist der erste N-Bilanzversuch zusammengestellt, und in der letzten Rubrik sind die entsprechenden aus dem Wachstumsversuch von 44 Tagen erhaltenen Zunahmen je Gramm verzehrtes Rohprotein angegeben. Neben die gefundenen Werte für die biologische Wertigkeit der verschiedenen Mischungen stellten wir die Werte, die sich für die Mischungsverhältnisse aus den für Erbse und Dorschmehl allein gefundenen Werten berechnen ließen.

Übersicht 2 b.

Zweiter N-Bilanzversuch in Fortsetzung des ersten (Übersicht 2 a)

⌀-Gewicht der Ratten etwa 100 g

Eiweiß	Anzahl der Versuchstiere	Verdaulichkeit scheinbare	Verdaulichkeit wahre	biologische Wertigkeit	mittlerer Fehler
100 % Erbse 11	4	79,6	89,5	63,8	± 1,05
90 % Erbse + 10 % Dorschm.	4	81,4	90,6	64,7	± 1,55
80 % Erbse + 20 % Dorschm.	4	80,8	91,4	71,4	± 1,68
75 % Erbse + 25 % Dorschm.	5	78,7	88,9	69,9	± 1,15
70 % Erbse + 30 % Dorschm.	5	78,3	89,0	68,9	± 1,64
65 % Erbse + 35 % Dorschm.	4	78,0	88,0	70,1	± 1,25
60 % Erbse + 40 % Dorschm.	4	78,6	88,0	74,7	± 1,86
55 % Erbse + 45 % Dorschm.	5	76,7	86,1	72,2	± 2,10
50 % Erbse + 50 % Dorschm.	4	79,5	88,7	69,3	± 2,62
25 % Erbse + 75 % Dorschm.	5	77,6	87,9	77,2	± 0,73
100 % Dorschmehl	4	84,6	95,6	75,7	± 1,39
Eipulver	4	79,4	90,0	85,1	± 1,12

Übersicht 2b zeigt die Werte des zweiten N-Bilanzversuches — eine Wiederholung des ersten Versuches (Übers. 2a) — in einem späteren Wachstumsstadium (Rattendurchschnittsgewicht 100 g). Die biologischen Wertigkeiten liegen zwar alle, wie zu erwarten war, höher als im ersten Versuch, da die Tiere in späteren Entwicklungsstadien weniger anspruchsvoll für Eiweißqualität sind, der Verlauf des Anstiegs ist aber etwa der gleiche wie im ersten Versuch.

In den *Abb. 1a und 1b* sind die in Übersicht 2a verzeichneten Ergebnisse graphisch dargestellt. Die Geraden zwischen 0 und 100% Dorschmehlanteil veranschaulichen die errechenbaren theoretischen Werte für alle Mischungen. Es wird nun deutlich, daß eine *Ergänzungswirkung* bis zu einem gewissen Grade erfolgt, da *alle Werte für die Mischungen ü b e r der Geraden* liegen. Allerdings ist die Wirkung nicht sehr groß, denn keiner der Werte für die Mischungen geht statistisch gesichert über den des Dorschmehles hinaus. Eine ins Gewicht fallende Erhöhung der biologischen Wertigkeit des Erbseneiweißes erfolgt nur bis zu einer Mischung von etwa 30% Dorschmehl. Da die biologischen Wertigkeiten für Erbsen und das von uns verwendete Dorschmehl nicht sehr weit auseinanderliegen und für beide Eiweißarten das Methionin limitierend ist (s. Tab. 1), war eine stärkere Ergänzungswirkung nicht zu erwarten.

3. In der *dritten Versuchsreihe* wurden ähnlich wie in der ersten (s. S. 5) *13 Bohnensorten* auf die Unterschiede in ihrer biologischen Eiweißwertigkeit geprüft. An dieser Stelle wurde auch eine verfügbare Sorte *Linsen* vergleichsweise in die Untersuchung einbezogen.

N-Bilanzversuch (Übersicht 2 a)

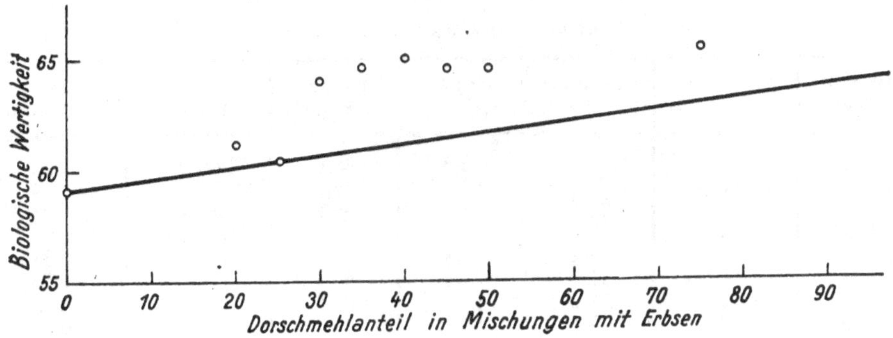

Abb. 1 a.

Wachstumsversuch (Übersicht 2 a)

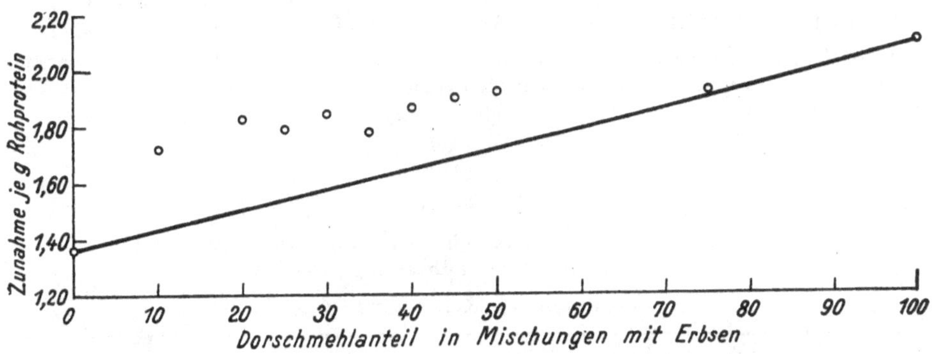

Abb. 1 b.

Aus *Übersicht 3* ist ersichtlich, daß die *biologische Wertigkeit für Bohnen ganz allgemein wesentlich niedriger liegt als für Erbsen*, obgleich die wahre Verdaulichkeit nur wenig schlechter ist. Über die Qualität des *Linseneiweißes* kann aus dem Ergebnis der einen untersuchten Sorte gesagt werden, daß sie etwa derjenigen des Bohneneiweißes entspricht. Bezüglich der Unterschiede zwischen den einzelnen Sorten zeigt sich etwa das Gleiche wie bei den Erbsen. Die teilweise auftretenden größeren Differenzen sind statistisch genügend gesichert, so daß sie als sortenbedingt aufgefaßt werden müssen (z. B. ist für B 2 und B 6: $t = 5,06$ und $P\ 1\,\% = 3,25$).

Diese Unterschiede sind mit der Auffassung über die Arteigenheit eines Eiweißes einer Pflanzen- oder Tierart nur vereinbar, wenn man annimmt, daß die verschiedenen Fraktionen, aus denen das natürliche Gemisch von Eiweißkörpern im Gesamteiweiß der Pflanze besteht, in ihren Mengenverhältnissen zueinander variieren, wenn es sich nicht aus unterschiedlichen Umweltbedingungen erklären läßt. Versuche, die diese Frage an Leguminosen behandeln, sind außer von EVANS[5], u. W. bisher noch nicht gemacht worden.

Übersicht 3.

N-Bilanzversuch mit 13 Bohnen- und 1 Linsensorte

Ø-Gewicht der Ratten etwa 70 g

Eiweißträger	Anzahl der Versuchstiere	scheinbare Verdaulichkeit	wahre Verdaulichkeit	biolog. Wertigkeit	mittlerer Fehler	Ø Zunahme je g Rohprot.
Bohne 1	5	78,8	85,5	38,6	± 1,17	1,28
„ 2	7	78,0	87,2	45,2	± 1,40	0,84
„ 3	6	78,1	86,3	39,2	± 1,95	1,02
„ 4	5	77,3	85,4	36,2	± 2,34	0,96
„ 5	4	78,2	86,1	42,4	± 1,41	0,83*)
„ 6	4	76,5	88,2	36,4	± 1,04	1,08
„ 7	7	79,9	87,6	36,4	± 1,13	1,12
„ 8	5	77,2	85,9	41,1	± 1,76	0,99
„ 9	6	78,3	86,7	42,2	± 1,58	0,97
„ 10	3	76,7	85,4	47,2	± 2,41	0,97
„ 11	6	75,0	84,5	40,2	± 0,98	0,97
„ 12	5	74,6	83,7	37,7	± 1,83	0,91
„ 13	4	78,9	86,2	41,0	± 2,57	0,99
Linse	5	75,3	83,7	39,6	± 1,46	0,83
Eipulver I	3	88,5	91,6	81,7	± 0,50	2,06

*) Für Bohne 5 mußte die Zunahme je g Rohprotein aus dem Bilanzversuch errechnet werden, da nicht genügend Material zur Weiterfütterung im Wachstumsversuch zur Verfügung stand.

Übersicht 4.

N-Bilanz- und Wachstumsversuch mit steigenden Mengen Dorschmehl im Ersatz für Bohneneiweiß

Ø-Gewicht der Ratten etwa 70 g

Eiweißträger	Anzahl d. Versuchstiere	scheinb. Verdaulichkeit	wahre Verdaulichkeit	biolog. Wertigkeit gefunden	biolog. Wertigkeit berechnet	mittlerer Fehler	Ø Zunahme je g Rohprot.
100 % Bohne	5	80,9	88,7	38,0		± 1,37	0,91
90% Bohne + 10% Dorschmehl	5	78,0	86,5	40,8	40,5	± 1,77	1,26
80% Bohne + 20% Dorschmehl	4	77,7	85,9	41,5	43,8	± 2,00	1,30
75% Bohne + 25% Dorschmehl	4	78,5	86,8	45,2	44,4	± 0,88	1,39
70% Bohne + 30% Dorschmehl	5	77,9	87,1	47,9	45,6	± 1,24	1,39
65% Bohne + 35% Dorschmehl	5	79,4	88,0	47,9	46,9	± 1,07	1,42
60% Bohne + 40% Dorschmehl	5	78,9	87,8	47,7	48,2	± 1,29	1,59
55% Bohne + 45% Dorschmehl	5	78,9	87,6	48,3	49,4	± 0,93	1,71
50% Bohne + 50% Dorschmehl	4	78,3	86,6	48,4	50,7	± 1,07	1,52
25% Bohne + 75% Dorschmehl	4	81,8	90,1	61,0	57,1	± 1,63	1,85
100% Dorschmehl	5	86,2	95,1	63,4		± 1,80	2,08
Eipulver	3	85,5	94,3	87,4		± 0,97	2,44

N-Bilanzversuch (Übersicht 4)

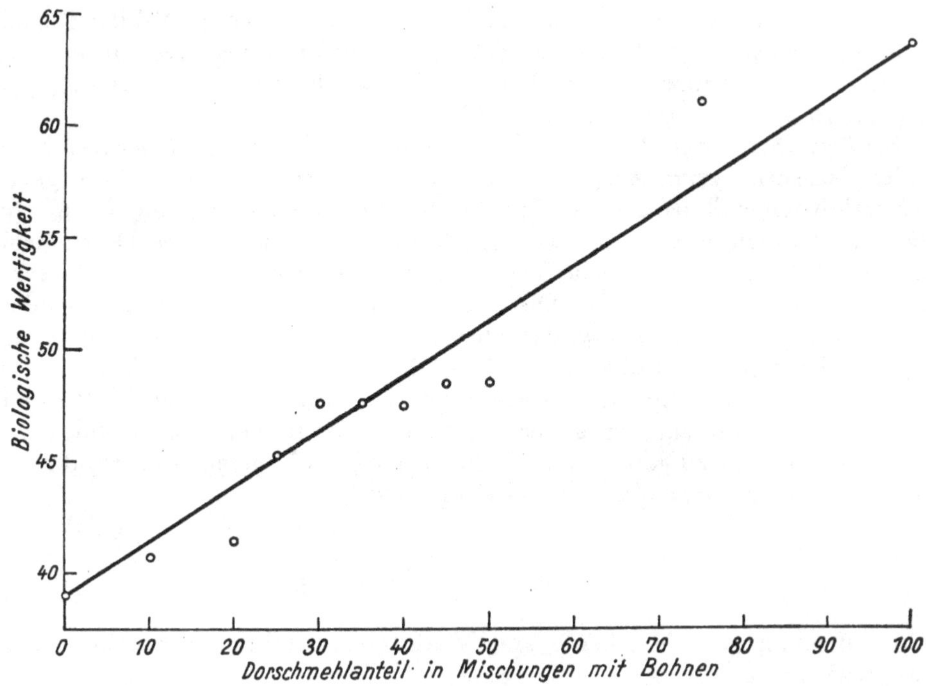

Abb. 2 a.

Wachstumsversuch (Übersicht 4)

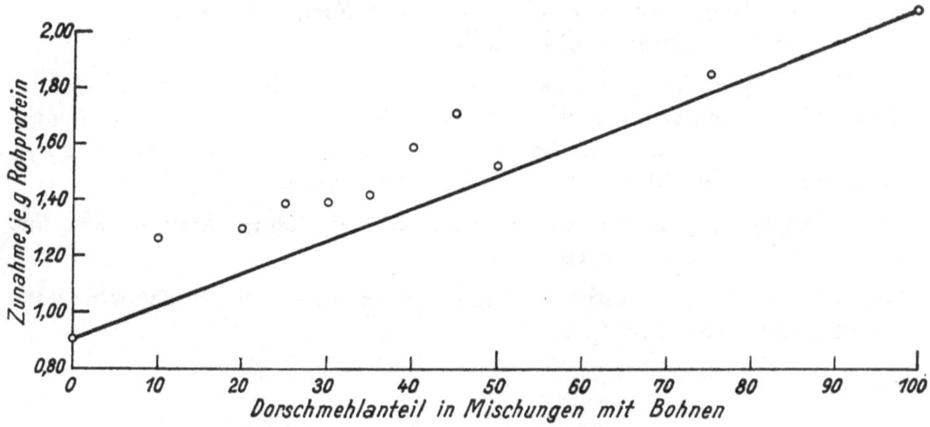

Abb. 2 b.

Vorläufig muß daraus die Erkenntnis gezogen werden, daß eine *Angabe der biologischen Wertigkeit eines Eiweißträgers exakt nur für das jeweils untersuchte Material gilt.*

4. In der *4. Versuchsreihe* wurde in einem kombinierten N-Bilanz- und Wachstumsversuch die *Ergänzungswirkung steigender Mengen Dorschmehl auf Bohneneiweiß* bestimmt. Das Boheneiweiß wurde zu 10, 20, 25, 30, 35, 40, 45, 50 und 75% durch Dorschmehleiweiß ersetzt.

Bei Betrachtung der *Abb. 2a und 2b,* die aus den Zahlen der *Übersicht 4* erhalten wurden, zeigt sich, daß für Bohnen, deren biologische Wertigkeit wesentlich unter derjenigen für Dorschmehl liegt, eine *Überhöhung der Werte für die Mischungen* über die aus den Werten für 0 und 100% Dorschmehl theoretisch errechenbaren (siehe Verbindungsgerade Abb. 2a u. 2b) im *Bilanzversuch nicht festzustellen* ist. Die Werte liegen z. T. auf der Geraden oder nur unwesentlich darüber bzw. darunter. Im Wachstumsversuch liegen sie zwar alle darüber, aber auch hier zum größten Teil dicht an der Geraden. Ob der Stillstand, der nach dem Bilanzversuch zwischen den Mischungen von 30 und 50% einzutreten scheint, ein echter Stillstand ist, ist schwer zu entscheiden, da die Abweichungen zu gering sind. Es kann daher wohl gesagt werden, daß es sich hier um eine reine Mischungswirkung handelt.

E. Zusammenfassung

In kombinierten N-Bilanz- und Wachstumsversuchen an Ratten wurde festgestellt:

1. Die biologische Wertigkeit des Gesamteiweißes im Erbsenkorn ist wesentlich höher als von Bohnen- und Linsensamen.
2. Die Unterschiede in der biologischen Wertigkeit zwischen den verschiedenen Sorten sind sowohl bei Erbsen als auch bei Bohnen statistisch gut gesichert und können daher nur als Sortenunterschiede aufgefaßt werden, so daß eine *Angabe über die Wertigkeit einer Sorte nur für diese* und nicht für die ganze Kulturart Gültigkeit hat.
3. Die Egänzungswirkung von Dorschmehl auf Erbsen in prozentual verschiedenen Mischungen ist nicht sehr groß. Die Werte liegen für alle Mischungsverhältnisse über den berechneten, übersteigen aber in keinem Falle den Wert für Dorschmehl in statistisch gesichertem Maße.
4. Eine Ergänzungswirkung von Dorschmehl auf Bohnen konnte nicht mit Sicherheit festgestellt werden.
5. Sowohl für Erbsen als auch für Bohnen ist bei 20—30% Dorschmehlzusatz die Hauptwirkung erschöpft.

F. Literaturverzeichnis

[1] BLOCK, R. J. u. D. BOLLING, The amino acid Composition of Proteins and Foods. Charles & Thomas-Publisher Springfield, U.S.A. 1951.

[2] BOLIN, D. W., C. F. PETERSON, C. E. LAMPMAN u. O. E. STAMBERG, Poultry Sci. *25*, 157, 1946.

[3] COLUMBUS, A., Arch. Tierernährung *1*, 36—55 u. 84—128, 1950.

[4] DREYER, H., Diss. Göttingen 1952 u. Arch. Tierernährung *3*, 240, 1953.

[5] EVANS, R. J., J. L. ST. JOHN, P. M. CRAVEN, J. L. HADDOCK, D. J. WELLS u. S. P. SWENSON, Cereal Chem. *24*, 150—156, 1947.

[6] FINKS, A. J., D. B. JONES u. C. O. JOHNS, J. Biol. Chem. *52*, 403, 1922.

[7] LEHRER, W. P., E. WOODS u. W. M. BEESON, J. Nutrit. *33*, 469—77, 1947.

[8] MAHON, J. H. u. R. H. COMON, Sci. Agric. *30*, 43—49, 1950.

[9] MURRAY, H. C., J. Nutrit. *35*, 257—67, 1948.

[10] PETERSON, C. F., C. E. LAMPMAN, D. W. BOLIN u. O. E. STAMBERG, Poultry Sci. *23*, 287 bis 293, 1944.

[11] RUSSEL, W. C., M. W. TAYLOR, T. A. MEHRHOF u. R. R. HIRSCH, J. Nutrit. *32*, 313, 1946.

[12] SCHILLER, K., Arch. Tierernährung *3*, 342—59, 1953.

[13] SCHNEIDER, B. H. u. D. F. MILLER, J. Nutrit. *52*, 581, 1954.

[14] WOODS, E., W. R. BEESON u. D. W. BOLIN, J. Nutrit. *26*, 327, 1943.

Eingegangen am 29. 11. 55

Aus dem Institut für Tierzuchtforschung Dummerstorf der Deutschen Akademie der Landwirtschaftswissenschaften zu Berlin.
(Direktor: Prof. Dr. W. STAHL)

R. NESENI, W. ALTENKIRCH und *E. OTTO*

Über die Beeinflussung der Geschlechtstätigkeit bei Schafen durch Zufütterung von Kobalt, Thomasmehl und Kupferschlacke

Bei der Verlegung der Ablammzeiten in die futterwirtschaftlich günstigen Zeiten spielt die Frage der Zulassung der Tiere eine immer größere Rolle. Zwar lammt ein Teil der Schafrassen heute in jedem gewünschten Monat, doch ist der Anteil an nicht brünstig werdenden Tieren und an Mehrlingsgeburten zu den einzelnen Zeiten verschieden groß. Versuche von HAFEZ [3] ergaben, daß der Höhepunkt der Brunst nach dem kürzesten Tag des Jahres zu lag und die Brunst um so schlechter wurde, je länger die Tage wurden. Vor allem die zur ersten Ablammung kommenden Tiere (Erstlinge) zeigen mit höher steigender Sonne eine immer geringere Häufigkeit der Brunst. In der Praxis wurde, dieser Erfahrungstatsache Rechnung tragend, die Zulassung für die Deckzeit bis zum 1. Februar vorverlegt. Das bedeutet, daß von der Herbst- zur Sommerlammung übergegangen wurde. Andererseits verlangt aber die fortschreitende Mechanisierung der Feldarbeiten und der Untersaatanbau eine Lammzeit, die mit dem Schwerpunkt im Herbst liegt. Bei einer Zulassung von Mitte März bis Mitte Mai werden aber erfahrungsgemäß sehr viele Tiere nicht brünstig oder nicht tragend. Möglichkeiten zur Auslösung der Brunst würden daher von wesentlichem Vorteil sein und die spätere Lammzeit mit den fütterungstechnisch besseren Möglichkeiten zum vollen Erfolg führen.

Nun ist bekannt, daß neben dem Phosphor auch noch eine Anzahl von Spurenelementen von Einfluß auf die Geschlechtstätigkeit sind. So teilt RIEDEL [4] mit, daß die Zufütterung von Thomasphosphat an solche Tiere, die schwierig tragend werden, sich günstig auswirkt. Dabei kann die Wirkung sowohl vom P als auch von Spurenelementen ausgehen. Nach einer anderen Notiz [7] sank durch eine Kobalt-Beigabe zum Futter die Zahl der güsten Schafe von 25% auf unter 20% herab. Bei 15% der behandelten Herden war keine oder nur eine geringe Wirkung auf die Fruchtbarkeit zu beobachten, doch handelte es sich dort um an sich normal fruchtbare Herden mit wenig güsten Schafen. Nach CLIFTON [2] tritt bei „Taurange disease", die auf einem Co-Mangel basiert, eine verminderte Fruchtbarkeit auf und auch bei der in Australien vorkommenden „Denmark disease" [8] mit gleicher Ätiologie wurde Ausbleiben der Brunst bei Rindern und Frühgeburten beobachtet. Dagegen konnte SSOKOLOWA [5] durch Co-Gaben eine Zunahme der Fruchtbarkeit erreichen.

In Fortsetzung der Versuche über den Mineralstoffwechsel wurden in unseren Schafherden auch solche zur Klärung der Frage der Beeinflussung der Geschlechtstätigkeit eingeleitet. Zu diesem Zweck wurde ein Versuch mit Beifütterung von Co in der Merinofleischschaf-Stammherde in Dummerstorf und einer mit Beifütterung von Thomasmehl, Kupferschlacke sowie einer Mischung beider in der Merinofleischschaf-Versuchsherde in Pankelow angesetzt.

A. Kobalt-Versuch

Die Stammherde wurde unter Berücksichtigung der Jahrgänge und der in den vorausgegangenen Zuchtjahren güst gebliebenen Muttertiere in zwei Gruppen geteilt, wobei beide Gruppen je 111 Tiere umfaßten. An Jährlingen waren in der Versuchsgruppe 19 und in der Kontrollgruppe 17 Tiere vorhanden Je Tier und Tag erhielt die Co-Gruppe 1 mg Co in Form einer 0,2%igen Lösung von Kobaltnitrat in 50 g Trockenschnitzeln als Trägersubstanz, von welch letzteren die gleiche Menge auch der Kontrollgruppe gegeben wurde.

Die Zulassung begann am 27. 2 und wurde 11. 4. 54 beendet. Von den zur Zulassung vorgesehenen Tieren wurden brünstig gefunden:

in der Kobaltgruppe 108 Tiere = 97,3 %
in der Kontrollgruppe 106 Tiere = 95,95 %

Die Prüfung des Ergebnisses nach dem T-Verfahren von SCHELLING [6] ergab einen statistisch nicht gesicherten Unterschied, da nach Übereinkunft T größer sein muß als 3 (Wahrscheinlichkeit von 99,73%) um einen Zusammenhang aufzuweisen.

Die Brunst setzte am 2. 3. bei einer größeren Anzahl von Muttern ein. Die Verteilung in Pentaden ist wie folgt:

	1.—3.	4.—8.	9.—13.	14.—18.	19.—23.	24.—28. Tag
Versuch	0,9	28,7	10,2	25,9	19,4	7,4%
Kontrolle	0,9	24,6	21,7	20,1	20,1	3,8%

Aus dem Verlauf der Brunst kann kein Einfluß der Beifütterung festgestellt werden. Desgleichen blieb die Co-Beifütterung auf die Zahl der Umbocker, die in der Versuchsgruppe 8 ältere Mutterschafe und 3 Jährlinge und in der Kontrollgruppe 11 ältere Mutterschafe und 2 Jährlinge umfaßte, ohne Einfluß.

Bei den gedeckten Tieren wurden folgende Ergebnisse ermittelt:

	Kobaltgruppe		Kontrollgruppe	
	abs.	%	abs.	%
gelammt	90	83,33	88	83,02
verlammt	—	—	3	2,83
güst	11	10,19	9	8,49
Abgänge und Verkäufe	7	6,48	6	5,66
	108	100	106	100

Die Zahl der abgelammten Tiere betrug in beiden Gruppen 83%; damit zeigt die Beifütterung auch in dieser Hinsicht keinen Einfluß.

Das Ergebnis bei den Jährlingen war:

	Kobaltgruppe	Kontrollgruppe
gelammt	12	14 Tiere
güst	4	1 Tiere
verkauft	3	2 Tiere
	19	17 Tiere

Zwar ist der Anteil der güst gebliebenen Jährlinge in der Versuchsgruppe um 19% höher, doch ergab die Prüfung nach dem T-Verfahren, daß eine negative Beeinflussung statistisch nicht nachzuweisen ist.

Die Zahl der geborenen Lämmer und die Geburtsgewichte betrugen:

	Lämmer			Geb. Gew.	
	♂	♀	Sa.	♂	♀
Kobaltgruppe	57	58	115	4,645	4,398 kg
Kontrollgruppe	53	49	102	4,683	4,455 kg

Daraus resultiert ein

	Kobaltgruppe	Kontrollgruppe
absolutes Ablammergebnis von	103,60%	91,89%
relatives Ablammergebnis von	127,78%	115,91%

Wie schon aus dem Ablammergebnis ersichtlich, ist der Anteil an Zwillingsgeburten in der Versuchsgruppe größer:

	Zwillinge	Einlinge
Versuch	50	65 Tiere
Kontrolle	30	72 Tiere

Das ergibt einen Anteil von Zwillingen in der Versuchsgruppe von 43% gegenüber 29% in der Kontrollgruppe. Die statistische Verrechnung nach der 2 × 2-Tafel[6] und die Prüfung ergab eine schwach gesicherte Wahrscheinlichkeit von 96,4% für die um 14% höhere Zahl der Zwillinge in der Kobaltgruppe. Die Jährlinge waren in der Versuchsgruppe mit einer und in der Kontrollgruppe mit zwei Zwillingsgeburten vertreten.

Die gering höheren Geburtsgewichte der Kontrollgruppe dürften auf die geringere Zahl an Zwillingen zurückzuführen sein.

B. Thomasmehl- und Kupferschlackenversuch

Die Aufteilung in der Merinofleisch-Versuchsherde wurde ebenfalls so durchgeführt, daß die Tiere der einzelnen Jahrgänge gleichmäßig verteilt waren:

Gr. I	61 Tiere	je Tier/Tag	10 g Thomasmehl
Gr. II	58 Tiere	je Tier/Tag	10 g Kupferschlacke
Gr. III	60 Tiere	je Tier/Tag	5 g Thomasmehl + 5 g Kupferschlacke
Gr. IV	64 Tiere	Kontrollgruppe	

Die mineralische Zusammensetzung der Beifütterung zeigt die folgende Zusammenstellung.

Kupferschlacke	%		%		%
Kupfer	0,47	Titan	0,015	Kobalt	0,002
Nickel	0,014	Chrom	0,001	Molybdaen	0,0011
Vanadium	0,013	Kieselsäure	48,20	Aluminiumoxyd	22,00
Wolfram	0,001	Kalk	13,51	Magnesia	5,92
Eisenoxyd	5,76	Sulfitschwefel	0,05	Phosphorsäure	0,38
Schwefel (als SO_3)	1,62	Mangan	0,35	Alkalien	Rest
Zink	0,78				

Thomasmehl III	%		%		%
Kalk	50,80	Phosphorsäure	18,35	Eisenoxyd	6,75
Mangan (Mn_2O_3)	4,13	Aluminiumoxyd	1,03	Kieselsäure	12,86
Magnesia	4„82	Schwefel	$> 0{,}2$	Arsen	Spuren

Als Trägersubstanz für die Beimischung wurden wiederum Trockenschnitzel verwendet, die auch der Kontrollgruppe gegeben wurden.

Die Zulassung begann am 10. 3. und wurde am 30.4.54 beendet.

	Gr. I	%	Gr. II	%	Gr. III	%	Gr. IV	%	
Zur Zulassung vorgesehen	41		38		42		45		ält. Muttern
	20		20		18		19		Jährlinge
	61		58		60		64		Gesamt
Nicht gebockt	3		2		8		4		ält. Muttern
	13		14		6		13		Jährlinge
	16		16		14		16		Gesamt
Zugelassen	38	92,68	36	94,74	34	80,95	41	91,11	ält. Muttern
	7	35,00	6	30,00	12	66,67	7	36,84	Jährlinge
	45	73,77	42	72,41	46	76,67	48	75,00	Gesamt
Davon lammten	34	89,47	32	84,21	28	82,35	38	92,68	ält. Muttern
	4	57,14	4	66,67	8	66,67	4	57,14	Jährlinge
	38	84,44	36	85,71	36	78,26	42	87,5	Gesamt

Die Prozentzahlen zeigen, daß in den Gruppendurchschnitten nur geringe Unterschiede bestehen. Dagegen sind diese zwischen den Mutterschafen und den Jährlingen bedeutend größer. Außerdem zeichnet sich stark die Tendenz ab, daß die Jährlinge in hohem Maße nicht brünstig wurden und von den zugelassenen ein weit größerer Anteil gegenüber den Mutterschaften nicht tragend wurde.

Die einzelnen Gruppen zeigen beim Verlauf der Brunst keine grundlegenden Unterschiede. Bei allen ist aber die Tendenz abzulesen, daß nach einer größeren Zahl der brünstigen Tiere am Anfang der Zulassung die Zahl stark abfällt und dann in der 3. Woche einen neuen Höhepunkt erreicht. Die Zahl der Umbocker betrug in Gr. I 5, in Gr. II 7, in Gr. III 7 und in Gr. IV 5 Tiere.

Die Verteilung der angefallenen Lämmer ist aus folgender Übersicht zu ersehen.

	Gr. I	Gr. II	Gr. III	Gr. IV
Einlinge ♂	11	22	16	14
Einlinge ♀	16	12	10	16
Zwillinge nur ♂	2	—	4	4
Zwillinge nur ♀	4	2	4	6
Zwillinge versch. Geschl.	12	4	10	12
Gesamt	45	40	44	52

Der *Anteil der Zwillingsgeburten* ist recht unterschiedlich, wie die Zusammenfassung zeigt:

	Gr. I		Gr. II		Gr. III		Gr. IV	
	abs.	%	abs.	%	abs.	%	abs.	%
Zwillinge	18	40,—	6	15,—	18	40,91	22	42,31
Einlinge	27	60,—	34	85,—	26	59,09	30	57,69
Gesamt	45		40		44		52	

Die mit 10 g Kupferschlacke gefütterte Gruppe hatte den geringsten Anteil an Zwillingsgeburten, während die drei anderen Gruppen einen fast gleich hohen Anteil aufwiesen. Bei der Verrechnung (2 × 2-Tafel) der Kupferschlacken-Gruppe mit der geringsten Zahl an Zwillingen (15%) und der Kontrollgruppe mit der größten Zahl (42,31%), ergibt sich eine Wahrscheinlichkeit von 99,43% für die Differenz. Das bedeutet, daß die Kupferschlackenbeigabe in Höhe von 10 g je Tag/Tier eine geringere Anzahl von Zwillingen zur Folge hatte. Es scheint, als ob in der Cu-Schlacke Stoffe vorhanden sind, die bei der angewendeten Menge hemmend auf die Eireifung wirkten.

Werden jedoch die Gruppen mit Beifütterung zusammengezogen und der Kontrollgruppe gegenüber gestellt, so ergibt sich, daß den 42% Zwillingen der Kontrollgruppe 32% der Versuchsgruppen gegenüberstehen. Die Prüfung nach der 2 × 2-Tafel ergibt keine Sicherheit für diese Differenz, da die Wahrscheinlichkeit nur 75,8% beträgt.

Als Ablammergebnis wurde errechnet:

	Gr. I	Gr. II	Gr. III	Gr. IV
absolut %	73,77	68,97	73,33	81,25
relativ %	118,42	111,11	122,22	125,81

Die absoluten Lammergebnisse liegen durch die große Zahl der nicht brünstig gewordenen Jährlinge äußerst niedrig. Aus den relativen Ablammergebnissen kann kein Schluß abgeleitet werden.

Zur Beantwortung der Frage der *Beeinflussung der Geburtsgewichte* soll folgende Zusammenstellung einen Überblick getrennt nach Einlingen und Zwillingen geben.

	Gr. I	Gr. II	Gr. III	Gr. IV
⌀ Gew. Einlinge ♂	4,745	5,040	5,256	5,407
⌀ Gew. Einlinge ♀	4,525	4,825	4,640	4,500
⌀ Gew. Zwillinge nur ♂	3,650	—	4,075	3,625
⌀ Gew. Zwillinge nur ♀	3,700	3,650	3,625	4,033
⌀ Gew. ♂ Mischzwillinge	3,867	4,600	4,040	4,067
⌀ Gew. ♀ Mischzwillinge	3,500	3,000	3,880	3,667
Gesamt ⌀ Gew. ♂	4,350	5,040	4,825	4,775
Gesamt ⌀ Gew. ♀	4,280	4,550	4,230	4,220

Die Geburtsgewichte der Einlinge sind sehr hoch und die der Zwillinge normal. Zwischen den Gruppen können die Unterschiede nicht gesichert werden. Es läßt sich weder aus den Ablammergebnissen noch aus den Geburtsgewichten ein Einfluß der verschiedenen Beifütterungen erkennen.

In einer Versuchsreihe von ALTENKIRCH und OTTO [1] mit Beifütterung von Thomasmehl wurden gute Mastergebnisse bei 5-g-Gaben je Tier/Tag erzielt. Es ist nicht ausgeschlossen, daß die von uns verwendete Beifütterung von Thomasmehl in Höhe von 10 g je Tier/Tag zu hoch war und mit einer solchen von 5 g vielleicht ein besseres Resultat erzielt worden wäre, was in einem späteren Versuch geprüft werden soll.

Zusammenfassung

Es wurde der Einfluß auf Kobalt, Thomasmehl und Kupferschlacke auf die Geschlechtstätigkeit an weiblichen Schafen geprüft und folgende Ergebnisse erzielt.

1. Die Beifütterung von Kobalt in Mengen von 1 mg je Tier und Tag hatte keinen Einfluß auf den Verlauf der Brunst.
2. Die Zahl der Zwillingsgeburten wurde durch die Co-Beigabe mit einer schwach gesicherten Wahrscheinlichkeit um 14% erhöht.
3. Die Beifütterung von Thomasmehl, Kupferschlacke und einer Mischung der beiden zeigte ebenfalls keinen Einfluß auf den Verlauf der Brunst.
4. Der Anteil an Zwillingen wurde durch die Beigabe von 10 g Kupferschlacke stark erniedrigt, während Thomasmehl und die Mischung von Thomasmehl und Kupferschlacke keine Veränderungen gegenüber der Kontrolle zeigte.
5. Beim Geburtsgewicht wurden keine besonderen Unterschiede festgestellt.

Literaturverzeichnis

[1] ALTENKIRCH und OTTO, Tierzucht 1955, H. 8

[2] CLIFTON, zit. n. BRÚIN u-Pagot, Rev. d. élèvage et de Med. Vét. des Pays tropicaux, Bd. 8, 1955, 230.

[3] HAFEZ, J. agric. Sci. 1952, Nr. 3.

[4] RIEDEL, Mitschurin-Beweg. 1954, H. 10.

[5] SSOKOLOWA, Tierheilkunde, 31, 1954, 49 (russisch).

[6] WEBER, Grundr. d. biolog. Statistik, G. Fischer, Jena 1948.

[7] Deutsche Schäferei Zeitung 44, 1952, H. 25.

[8] zit. n. SCHARRER: Biochemie d. Spurenelemente, Parey Berlin 1955.

Eingegangen am 23. 12 1955

Aus der Anstalt für Vitaminforschung und Vitaminprüfung Potsdam-Rehbrücke
(Direktor: Prof. Dr. Dr. h. c. A. SCHEUNERT)

G. BÄHRECKE

Über die Haltbarkeit von Vitamin D-Zusätzen in Futterkalk bzw. dessen Komponenten

A. Einleitung

Die *Vitaminierung von Kraftfutter- und Mineralstoffmischungen* hat in den vergangenen Jahren eine immer größer werdende Bedeutung erlangt. Hauptsächlich handelt es sich um die Vitamine A und D, die neben anderen Wirkstoffen und Spurenelementen als sog. „*Sicherungszusätze*" den erwähnten Futtermitteln beigefügt werden.

Die im folgenden mitgeteilten Untersuchungen beschäftigen sich mit der *D-Vitaminierung von Futterkalk* und speziell mit der *Haltbarkeit* dieser Zusätze bei verschieden langer Lagerung.

Die Anreicherung von Mineralstoffmischungen mit Vitamin D — bereits seit Ende der zwanziger Jahre in steigendem Maße vorgenommen — fand ihre halbamtliche Anerkennung durch die Deutsche Landwirtschafts-Gesellschaft [1]. Man sah einen Mindestzusatz von 40 IE Vitamin D je Gramm mineralischer Substanz vor. Die verwendeten Vitaminkonzentrate bedürfen der Zulassung durch die DLG.

Vitamin D wird auf folgende Weise zur Vitaminierung von Futterkalk verwendet:

1. In Form von bestrahlter Hefe,
2. in Gestalt von mineralstabilen Konzentraten, meist pulverförmig, unter Zusatz von Antioxydantien oder in granulierter Form mit Schutzhüllen aus Gelatine, gehärtetem Baumwollsaatöl oder dergl.,
3. in öliger Lösung und
4. an geeignete Trägerstoffe gebunden (z. B. Milcheiweiß).

Für die Futterkalkvitaminierung haben vorwiegend die unter 1. und 2. genannten Verfahren Bedeutung, wobei zu bemerken ist, daß man mehr und mehr von der Verwendung bestrahlter Hefe abgeht und sich den stabilisierten Konzentraten zuwendet.

Ein Blick in die Prospekte der einschlägigen Industrie zeigt, daß der größte Teil der Mineralstoffmischungen Vitamin D-Zusätze enthält. Die Zweckmäßigkeit der Futterkalkvitaminierung wird aber in Kreisen der Wissenschaft noch immer diskutiert und ist als umstritten anzusprechen.

Die Kombination von Vitamin D mit Futterkalk lag auf Grund der physiologischen Zusammenhänge nahe. Der Idealfall wäre selbstredend, den D-Bedarf auf natürlichem Wege zu decken.

TRAPP [2] kommt in einer Denkschrift zu folgender Feststellung:

„1. Eine Erhöhung der Vitaminzufuhr beim Tier kann die Leistung nicht steigern, es sei denn, daß vorher Mängel bestanden haben.
2. Mängel treten nur auf bei unnatürlicher Haltung oder extrem einseitiger oder schlechter Fütterung.
3. In den weitaus meisten Fällen lassen sich Mängel durch Korrektur der normalen Futterzusammensetzung und Besserung der Haltungsbedingungen beseitigen.
Hieraus ergibt sich, daß nur in gewissen Zeitperioden (Winterausgang) oder nur bei gewissen Tieren oder Tiergattungen (Schnellmastschweine, Frühkükenaufzucht) Mängel vorkommen, die durch geeignete Präparate zu beheben wären."

TRAPP hat mit diesen Ausführungen zweifellos Recht, es ist jedoch einzuwenden, daß er die z. T. recht geringen Möglichkeiten einer grundlegenden Verbesserung von Haltung und Fütterung überschätzt und die vielerorts schlechten, das Auftreten von Rachitis begünstigenden Fütterungs- und Haltungsverhältnisse unterschätzt.

Einer Tatsache kann man sich jedoch keinesfalls verschließen, die auch TRAPP hervorhebt: Der Landwirt kauft im allgemeinen nur *ein* mineralisches Beifuttermitel für seine Tiere. Die Folge ist, daß auch am unnötigen Platz vitaminierter Kalk verfüttert, und der D-Zusatz verschwendet wird. Das Gleiche geschieht mit dem durch die Vitaminierung verursachten finanziellen Mehraufwand, der allerdings nicht bedeutend ist.

Neben diesen Fragen erhebt sich aber auch noch eindringlicher die nach der Dauer der antirachitischen Wirksamkeit der vitaminierten Kalke. Die *Haltbarkeit der D-Zusätze* ist als das Kernproblem der ganzen Vitaminierungsfrage anzusehen. Die bekannte Empfindlichkeit des Vitamin D gegenüber oxydativen Einflüssen läßt die der Vitaminierung innewohnende Problematik deutlich werden. Futterkalk gilt in der Praxis auch heute noch als ein sehr lagerfähiges Produkt. Diese Tatsache und der mengenmäßig geringe laufende Verbrauch veranlassen den Landwirt, seinen Bedarf stets für mehrere Monate zu decken, was wiederum zu langen Umschlags- und Lagerzeiten führt. Diese Umstände lassen den Wert Vitamin D-haltiger Mineralstoffmischungen in einem durchaus zweifelhaften Lichte erscheinen. Das Problem der Stabilisierung ist noch nicht gelöst [3]. Mit ihrem derzeitigen Stand erreicht man nur eine mehr oder weniger begrenzte Haltbarkeit, obwohl bewährte Firmen sich um die Lösung dieser Frage bemühen. Erschwerend kommt hinzu, daß die Resorption leicht unter der Stabilisierung leiden kann. TRAPP zitiert Äußerungen einer Reihe von bekannten Vertretern der Tierernährung sowie Firmen, die sich auf Grund der unsicheren Stabilität gegen eine Kombination von Vitamin D und Mineralstoffen aussprechen. Ebenso findet man in einschlägigen Fachbüchern — wenn auch nur kurze — Hinweise auf die D-zerstörende Wirkung von Mineralien [4, 5].

In Veröffentlichungen wird in diesem Zusammenhang stets auf LIEBSCHER [6] verwiesen. LIEBSCHER mischte Vitamin D in Form von Vigantol sowohl zu

Calciumcarbonat als auch zu Mischungen und konnte nach ca. drei Monaten im Rattentest keinen D-Gehalt mehr feststellen. Mit dieser Arbeit werden wir uns an Hand einer Wiederholung solcher Versuche noch zu beschäftigen haben. Sie scheint uns noch keine Handhabe zu geben, über die Futterkalkvitaminierung ein generell ablehnendes Urteil zu fällen.

Welche Komponenten der üblichen Futterkalke sich positiv oder negativ auf die Haltbarkeit von Vitamin D auswirken, ist mit Sicherheit nicht bekannt. Zur Klärung dieser wichtigen Fragen soll die vorliegende Arbeit beizutragen versuchen.

B. Versuchsmethodik

Zur Bestimmung von Vitamin D kann man sich chemisch-colorimetrischer und biologischer Methoden bedienen. Bei der Feststellung des Vitamin-D-Gehaltes im Prüfungsmaterial ist man jedoch — zumal wenn es sich um geringere Konzentrationen handelt — z. Zt. noch auf den Tierversuch angewiesen. Über eine neue, in unserem Institut entwickelte Methode zur chemischen Bestimmung von Vitamin D wurde kürzlich von TSCHAPKE und PLESSING berichtet [7].

Der tatsächliche antirachitische Effekt der zu testenden Substanz im Organismus des Versuchstieres ist Kriterium und Vorteil des biol. Verfahrens. Als Versuchstiere können hierfür junge Ratten, Kücken und Mäuse benutzt werden, jedoch ist die Ratte zweifellos das geeignetste Versuchstier und wird deshalb ganz allgemein anderen vorgezogen.

Der *biologische Vitamin-D-Nachweis* kann grundsätzlich auf zweierlei Weise erfolgen: Im therapeutischen Test wird zunächst eine experimentelle Rachitis der *Ratten* erzeugt, die nach ihrer Konstatierung durch orale Gaben von Vitamin D zur Abheilung gebracht werden muß; dagegen sucht man im prophylaktischen Verfahren das Entstehen der Rachitis zu verhindern.

Ausgehend von den Arbeiten von SCHEUNERT und SCHIEBLICH [8] bedienen wir uns des *prophylaktischen Röntgentestes.*

Wir verwenden für unsere Versuche junge Ratten gleichen Alters aus eigener Zucht im Gewicht von 45—50 g. Die Tiere werden einzeln in Glaskästen auf Hobelspäne in Gruppen zu je 12 Tieren angesetzt. Gewertet werden hiervon jedoch nur 10 Tiere. Die zwei Tiere mit den vom Gruppenmittel am meisten abweichenden Zunahmen werden am Ende des Versuches ungeröntgt verworfen. Auch event. sonstige Ausfälle können auf diese Werte ausgeglichen werden. Wegen ihrer Bedeutung für die Rachitisentwicklung wird den Gewichtszunahmen der Versuchstiere stets größte Aufmerksamkeit geschenkt. Die Raumtemperatur wird konstant auf 23° gehalten, das Eindringen von Sonnenstrahlen verhindert. Als rachitogene Kost kommt die McCollum-Kost 3143 in etwas modifizierter Form zur Anwendung. Die Gewichtszunahmen der Tiere konnten hierdurch verbessert werden und betragen etwa 30—40 g in 14 Tagen.

Jeder Versuch setzt sich aus vier Standardgruppen, einer Kontrollgruppe und den Gruppen, die die zu testenden Substanzen erhalten, zusammen. Als Standard dient krist. Vitamin D_2 des VEB Jenapharm, Jena. Wir verabfolgen jeden zweiten Tag die doppelte Tagesdosis in 0,1 ccm Klauenöl (Oleum pedum tauri) mittels der 1 ccm Rekordspritze und aufgesetzter Schlundsonde. Nicht lösliche Substanzen — wie in unserem Fall mineralische Verbindungen — werden mit Posconal „raspatum“ (Farbwerke Hoechst) zu kleinen Pillen verarbeitet, von denen jede ebenfalls zwei Tagesdosen enthält. Die Pillen werden mit Hilfe einer Pinzette in Kunsthonig getaucht, zwangsgefüttert und im allgemeinen von den Ratten gut gefressen. Eine geübte Person kann auf diese Weise in der Stunde etwa 80 Ratten mit Pillen füttern. Dies ist u. E. der exakteste Weg, unlösliche Substanzen quantitativ zu applizieren.

Am 15. Tage werden die Ratten gewogen, getötet, und das linke Patellargelenk geröntgt.

Die Beurteilung des Epiphysenspaltes als Kriterium der Dosiswirkung erfolgt durch bloße visuelle Inspektion der Röntgenbilder. Da in unserem Institut laufende Routineuntersuchungen in großer Zahl durchgeführt werden, ist durch ständige Übung die Gewähr für einen sicheren subjektiven Maßstab gegeben.

Um einen zahlenmäßigen Ausdruck für den Dosiseffekt zu erhalten, haben wir in Anlehnung an COWARD[9] u. a. Autoren den Begriff „Schutzgrad“ übernommen. Die Bewertung erfolgt mit den Zahlen 1—5, wobei 1 „hochgradige Rachitis“ und 5 „geschützt“ bedeutet. Unser Maßstab wird in den folgenden Abbildungen 1a bis e veranschaulicht.

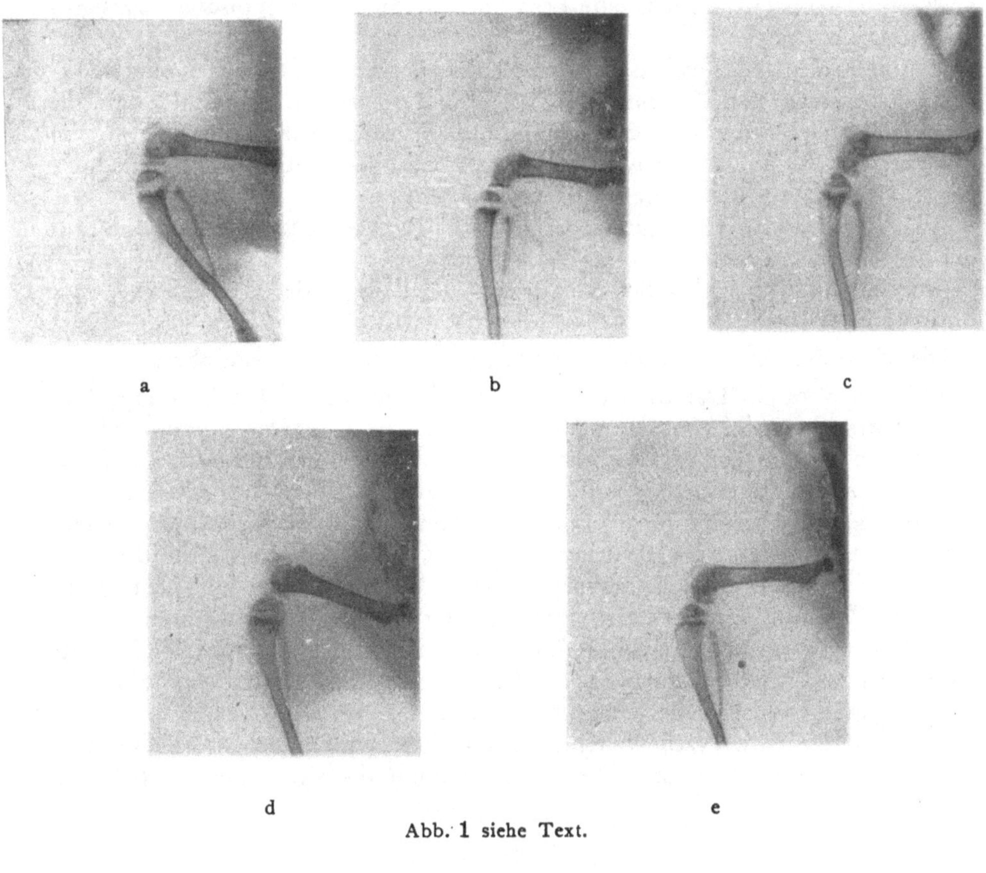

a b c

d e

Abb. 1 siehe Text.

Die Berechnung des Versuchsergebnisses erfolgt nach BLISS[10] als „log-ratio-Test".

C. Versuchsanordnungen

Für die *Versuchsanordnungen* erschienen uns folgende Überlegungen maßgeblich:

1. Um das Verhalten von Vitamin D in mineralischer Umgebung zu untersuchen, war es notwendig, von der reinen Vitaminsubstanz auszugehen. Aus diesem Grunde wurde vornehmlich kristallisiertes D_2 (vom VEB Jenapharm, Jena, 1 mg = 40 000 IE D_2) verwandt. Um der Entwicklung der stabilisierten Präparate Rechnung zu tragen, wurde ein solches in die Untersuchungen einbezogen. Es handelt sich um ein Erzeugnis einer westdeutschen Firma. Im Gramm sind in stabilisierter Form 40 000 IE Vitamin A, 10 000 IE Vitamin D_3, 20 mg Vitamin B_1, 20 mg Vitamin B_2 enthalten. Es besitzt pulverförmige Konsistenz. Im folgenden wird dies Präparat mit „stabilisiertes D_3" bezeichnet werden. — Ferner wurde ein westdeutscher Futterkalk geprüft; diese Probe war lt. Deklaration mit 40 IE Vitamin D_2/g vitaminiert. Wir wollen diesen Kalk mit „Probe Y" bezeichnen. Wir erhielten den gleichen Kalk auch unvitaminiert und setzten Vitamin D selbst zu. Schließlich wurde ein eigener D_2-Zusatz in einem weiteren Futterkalk untersucht („Probe Z").

Die Vielzahl der im Handel befindlichen vitaminierten Futterkalke wie auch der D-Konzentrate ließ eine Beschränkung auf je ein typisches Erzeugnis angebracht erscheinen.

2. Eine Prüfung der auf die Haltbarkeit von Vitamin D einwirkenden Faktoren erforderte, die Vitaminierung selbst vorzunehmen, dergestalt, daß die integrierenden Bestandteile der heute üblichen Futterkalkmischungen – vom kohlensauren Kalk bis zum Kobaltsalz —, zunächst einzeln, dann in Mischungen einer Prüfung unterzogen wurden.

Aus vorstehenden Erwägungen ergab sich die Versuchsanordnung, die aus der folgenden Zusammenstellung zu ersehen ist.

Soweit möglich wurden Substanzen der Reinheitsgrade p. a., DAB 6 oder purissimum verwandt.

Die *Vitaminierung der Substanzen* wurde wie folgt durchgeführt:

a) Krist. Vitamin D_2: Es wurde das 10fache der benötigten D-Menge (anfangs wurden jeweils 500, dann 200 g mineralische Substanz vitaminiert) mit Alkohol absol. in ein Meßkölbchen gespült, auf 100 ccm aufgefüllt und gelöst. Dieser Stammlösung wurde die benötigte Menge mittels einer Pipette entnommen und in einem Meßzylinder mit einem Quantum vergällten Alkohol absol. vermischt, das — wie vorher festgestellt worden war — ausreichte, um die betreffende Trägersubstanzmenge nach Durchmischung in einem dünnbreiigen Zustand zu versetzen, ohne jedoch diese zu überschichten. Nach gründlichem Vermischen in einer Porzellanschale wurde der Alkohol im Vakuumtrockenschrank bei vorsichtigem Erwärmen auf ca. 40° abgedampft, bis das Ausgangsgewicht wieder erreicht war. Dies war im Durchschnitt nach etwa 15 Stunden der Fall. Nach weiteren gründlichem Durchmischen wurde durch $1^1/_2$ stündige Laufzeit in einer kleinen Kugelmühle die Vitaminierung beendet.

b) Die Beimengung des stabilisierten D_3 geschah in der Art der homöopathischen Verreibung. Mit $1^1/_2$ stündiger Laufzeit in der Kugelmühle wurde wiederum geendet.

c) Die Reproduktion des Versuches von LIEBSCHER erfolgte nach den von ihm gemachten Angaben[6] mit der Abänderung, daß statt Sesamöl Klauenöl (Oleum pedum tauri) verwandt wurde. 5000 IE krist. D_2 (statt Vigantol) in 10 g Klauenöl gelöst wurden 190 g $CaCO_3$ beigemischt, so daß im Gramm Substanz 25 IE enthalten waren. Für die Bereitung der Versuchslösung wurde eine entsprechende Menge nach Soxhlet erschöpfend extrahiert, wobei die zugesetzte Fettmenge innerhalb der Analysenfehler auch von uns quantitativ wiedererhalten wurde. Der Extrakt wurde in etwas Klauenöl aufgenommen und nach beendeter Extraktion weiter damit verdünnt. Eine Prüfung des $CaCO_3$-Rückstandes auf Vitamin D im Rattenversuch verlief negativ.

Versuchsanordnung

Versuchsreihe 1.

Reine Substanzen + 100 IE krist. D_2/g (diese Vitaminmenge wurde durchweg beibehalten).

Calciumcarbonat
primäres Calciumphosphat
sekundäres Calciumphosphat
tertiäres Calciumphosphat
primäres Natriumphosphat.

Versuchsreihe 2.

Deren Mischung + 100 IE krist. D_2/g

A ($CaCO_3$, sek. und tert. Ca-phosphat, prim. Na-phosphat zu gleichen Teilen)
B ($CaCO_3$, prim., sek., tert. Ca-phosphat, prim. Na-phosphat zu gleichen Teilen)

Versuchsreihe 3.

$CaCO_3$ + Beimengungen + 100 IE krist. D_2/g

(Wie wir später noch zeigen werden, hatte der D-Zusatz sich in $CaCO_3$ am besten gehalten, so daß dies als Hauptsubstanz für Beimengungen und Spurenelemente verwandt wurde)

$CaCO_3$ + 30% Kochsalz
$CaCO_3$ + 30% Viehsalz
$CaCO_3$ + 20% Knochenfuttermehl
$CaCO_3$ + 20% Natriumbicarbonat
$CaCO_3$ + 5% Magnesiumoxyd

Versuchsreihe 4.

$CaCO_3$ + Spurenelemente + 100 IE krist. D_2/g
$CaCO_3$ + 0,50% Ferrosulfat
$CaCO_3$ + 0,50% Ferricitrat
$CaCO_3$ + 0,20% Kupfersulfat
$CaCO_3$ + 0,20% Mangansulfat
$CaCO_3$ + 0,02% Kobaltchlorid

Versuchsreihe 5.

Futterkalke, eigene Futterkalkmischung + 100 IE krist. Vitamin D_2 bzw. stabilis. D_3 je Gramm sowie original-vitaminierte Probe Y (40 IE/g); Mischung + stabilis. D_3 und $CaCO_3$ + krist. D_2 (Aufbewahrung bei Tageslicht), $CaCO_3$ + D_2 in öliger Lösung.

Probe Z + 100 IE krist. D_2/g
Probe Y + 100 IE krist. D_2/g
Probe Y + 100 IE stabil. D_3/g
Probe Y (original vitaminiert) 40 IE/g
Mischung aus
43,50% $CaCO_3$
45,00% sek. + tert. Calcium-phosphat
10,00% Viehsalz
1,42 Spurenelemente (Sa. der unter 4. angegeben) + 100 IE krist. D_2/g
gleiche Mischung + 100 IE stabil. D_3/g
$CaCO_3$ + 25 IE krist. D_2/g in öliger Lösung (nach LIEBSCHER)
Mischung wie vorstehend + 100 IE stabil. D_3/g
$CaCO_3$ + 100 IE stabil. D_3/g
$CaCO_3$ + 100 IE krist. D_2/g

Die drei letztgenannten Substanzen wurden zwischen dem 1. und 2. Test bei Tageslicht, jedoch in verschlossener Pulverflasche (Weißglas) aufbewahrt.

Die *Aufbewahrung* der vitaminierten Substanzen erfolgte in Pulverflaschen mit Glasstopfen, dunkel, bei Zimmertemperatur.

Die einzelnen Substanzen wurden sogleich nach ihrer Vitaminierung und weiterhin laufend in Abständen von einigen Wochen oder Monaten im prophylaktischen Rattentest auf ihren Vitamin D-Gehalt geprüft.

D. Versuchsergebnisse und Diskussion

Den Untersuchungen über die Haltbarkeit von Vitamin D-Zusätzen mußten zweckmäßigerweise Versuche mit den zur Verwendung kommenden Substanzen ohne Vitamin D vorausgehen. Es galt hierbei festzustellen, ob diese allein nicht etwa in der Lage sein konnten, die Entwicklung einer klaren Rachitis zu stören. Mit dem gleichen Ziel wurde die reine Pillenmasse (Postonal + Lykopodium) mit dem bei der Applikation verwendeten Kunsthonig geprüft:

Substanz u. Menge je Tier und Tag		Tierzahl Ø	Schutzgrad Ø	Zunahme g
Kontrolle		7	1,1	26,0
0,5 IE D_2-Standard		5	4,8	20,8
prim. Ca-phosphat	0,02 g	5	1,2	24,6
sek. Ca-phosphat	0,02 g	5	1,2	26,4
tert. Ca-phosphat	0,02 g	3	1,0	29,3
prim. Na-phosphat	0,02 g	5	1,2	27,6
Kontrolle		10	1,0	21,4
Postonalpille		10	1,1	19,4
Kontrolle		10	1,1	30,2
Mischung aus Vers.-Reihe 5	0,015 g	10	1,1	27,6
$CaCO_3$	0,0175 g	5	1,0	28,5
Probe y	0,015 g	10	1,0	27,8
Probe Z	0,015 g	10	1,0	28,0

Die Röntgenbefunde zeigten alle starke Rachitis, wie aus den Schutzgraden, 1,0 bis 1,2 hervorgeht. Unterschiede zu den negativen Kontrollen waren nicht festzustellen.

Die Ergebnisse der Vorversuche ließen den Schluß zu, daß seitens der reinen Substanzen keine Störung der Versuche zu erwarten war. Der kritische Schwellenwert des P-Angebots, nach dessen Überschreitung die Ausbildung der experimentellen Rattenrachitis verhindert wird, wurde durch die Zulagen nicht erreicht.

Nach BRUCE und CELLOW [11] sowie COWARD und CASSNER [12] besteht jedoch die Möglichkeit, daß Phosphatgaben, die für sich allein den Versuch nicht zu stören vermögen, bei Gegenwart von Vitamin D einen höheren D-Gehalt vortäuschen können. Die genannten Autoren sprechen sogar von einer multiplikativen Wirkung beim Zusammentreffen der beiden Faktoren.

Um auch hier Klarheit zu gewinnen, wurden zwei Versuche angestellt, in denen die reine mineralische Substaz sowohl ohne Vitamin D als auch mit einer zusätzlichen Standarddosis des Vitamins verabfolgt wurde.

1.) Zulage bzw. Dosis pro Tag und Tier	Tierzahl	Zunahme ∅	Schutzgrad ∅	Mehrertrag (interpol.)
8 mg Probe Z	10	28,2	1,0	
8 mg Probe Z + 0,4 IE D_2	10	28,9	1,3	+ 20 %
16 mg Probe Z	10	28,4	1,0	
16 mg Probe Z + 0,8 IE D_2	20	28,4	2,3	+ 12 %
			berechneter Mehrertrag	+ 15,9 %
Zum Vergleich aus dem gleichen Versuch:				
Kontrolle	10	28,1	1,0	
0,4 IE Standard	10	28,6	1,1	
0,8 IE Standard	10	27,3	2,0	

(das außergewöhnlich geringe Ansprechen auf die Standarddosen ist für den internen Vergleich ohne Bedeutung)

2.) Zulage bzw. Dosis pro Tag und Tier	Tierzahl	Zunahme ∅	Schutzgrad ∅	Mehrertrag (interpol.)
16 mg $CaCO_3$ + 0,2 IE D_2	10	28,8	1,7	0
16 mg $CaCO_3$	10	31,5	1,0	
16 mg $CaCO_3$+Knochenfuttermehl (20%) + 0,2 IE D_2	10	29,5	1,8	0
desgl. ohne D	10	31,6	1,1	
16 mg Phosphatmischung (sek. tert. Ca-phosphat, prim. Na-phosphat) + 0,2 IE D_2	10	31,1	2,3	+ 35 %
desgl. ohne D	10	31,6	1,0	
Zum Vergleich aus demselben Versuch:				
0,2 IE Standard	10	33,9	1,9	
Kontrolle	10	31,7	1,0	

Zu 1. Aus den vorstehenden Ergebnissen ist ersichtlich, daß Zulagen von 8 und 16 mg des Futterkalkes Z keine antirachitische Wirkung hatten (Schutzgrad 1,0). Die Mengen von 8 und 16 mg entsprechen den im allgemeinen in

den Versuchen verwendeten Dosierungen. Nach Verabfolgung von 8 mg Futterkalk zuzüglich 0,4 IE D_2-Standard bzw. 16 mg + 0,8 IE D_2 wiesen die Versuchstiere einen höheren Schutzgrad auf als parallele Gruppen mit den gleichen Standarddosen, jedoch ohne Futterkalkzulagen. Die Mehrerträge wurden für die beiden Gruppen einzeln anhand der Standardkurve durch Interpolation mit + 20% und + 12% ermittelt. Der durch log-ratio-Test errechnete Mehrertrag von 15,9% entspricht dem Mittel der beiden ersten Werte.

Zu 2. 16 mg $CaCO_3$ vermochten die Ausbildung einer starken Rachitis nicht zu stören. Bei Verabreichung von 16 mg $CaCO_3$ +0,2 IE D_2-Standard pro Tier und Tag wurde sogar ein Minderertrag gegenüber der bloßen Standarddosis festgestellt. Dieser dürfte aber zufälliger Natur sein, da $CaCO_3$ im allgemeinen auf dem Wege über eine gewisse Wachstumsdepression der Versuchstiere eher einen Mehrertrag vortäuschen kann.

16 mg eines Gemisches von $CaCO_3$ + 20% Knochenfuttermehl (= 3,2 mg P-haltige Substanz) blieben mit und ohne Vitamin D_2-Zulage ohne Einfluß.

Ein Gemisch von sek. und tert. Calciumphosphat und prim. Natriumphosphat wirkte in einer Menge von 16 mg ohne D_3-Zugabe nicht antirachitisch. Wohl ergab sich bei gemeinsamer Zuführung von 16 mg Phosphatgemisch und 0,2 IE Vitamin D_2 ein Mehrertrag von 35% verglichen mit der reinen Vitamindosis.

Zusammenfassend kann hierzu fesgestellt werden, daß eine Vortäuschung eines höheren Vitamin D-Gehaltes für unsere Versuche praktisch nur durch reine Phosphatgaben mit D-Zusätzen erfolgen kann. Der Mehrertrag von rund 16% durch den Futterkalk Z ist nicht hoch und kann noch als innerhalb des Versuchsfehlers liegend angesehen werden. Diese Feststellungen stehen im Einklang mit dem P-Gehalt der hier verwendeten Substanzen. Sie stimmen mit der angeführten Literatur dahingehend überein, daß die kombinierte Applikation von Phosphatgaben und Vitamin D einen zusätzlichen antirachitischen Effekt vortäuschen kann, obwohl die bloße Phosphatgabe ohne das Vitamin keinen solchen Einfluß ausübt. Diese „vitaminsparende“ Eigenschaft von Phosphaten bedarf einer besonderen Beachtung, wenn es sich in einem Versuch darum handelt, den Vitamin D-Gehalt einer P-haltigen Substanz absolut zu bestimmen. Für unsere im folgenden zu beschreibenden Versuche ist dieser Umstand von geringerer Bedeutung, da hierbei die Haltbarkeit von D-Zusätzen in relativen Zahlen bezogen auf den Ausgangswert angegeben wird.

Die Wirksamkeit der den einzelnen Substanzen zugesetzten Vitamin *D-Mengen in Abhängigkeit von der Lagerungszeit* wird in den nun folgenden Säulendiagrammen in Abb. 2 bis 6, nach den angegebenen Versuchsreihen geordnet, dargestellt.

Auf eine Wiedergabe der sehr umfangreichen Versuchsprotokolle mußte aus räumlichen Gründen leider verzichtet werden.

Das erste auffallende *Ergebnis der Versuchsreihe 1* (Abb. 2) ist zweifellos die sofortige Zerstörung des Vitamin D im wasserlöslichen primären Calciumphosphat, was sich in einer sogleich durchgeführten Wiederholung bestätigte.

In dem primären Natriumphosphat jedoch beginnt die Vitamin D-Wirksamkeit erst nach $8^1/_2$ Monaten abzusinken. Ganz ähnlich ist der Haltbarkeitsverlauf in sekundärem und tertiärem Calciumphosphat. Auch hier läßt der D-Gehalt nach Verlauf von $8^1/_2$ Monaten nach.

Um diese Unterschiede einer nochmaligen eingehenderen Prüfung zu unterziehen, vitaminierten wir am Schluß unserer Untersuchungen abermals einige Verbindungen in der beschriebenen Weise mit Vitamin D_2 krist. und ließen den D-Gehalt unmittelbar nach Beendigung der Vitaminierung — also nach 24 - 48 Stunden — chemisch⁷ untersuchen*. Der hierbei festgestellte *D-Gehalt in % der Zugabe* betrug bei

	nach 24 Std.	nach 14 Tagen
prim. Calciumphosphat	0	
prim. Natriumphosphat	100	100
Calciumlactat	100	100
Calciumchlorid (1 : 1 mit $CaCO_3$ gemischt)	40	24

Diese Ergebnisse lassen sich folgendermaßen deuten: Sowohl $Ca(H_2PO_4)_2$ als auch $CaCl_2$ sind stark hygroskopische Salze und zeigen bereits nach kurzem Stehen an der Luft infolge Hydrolyse eine starke pH-Verschiebung nach der saueren Seite hin:

$$Ca(H_2PO_4)_2 + 2\,H_2O \rightarrow Ca(OH)_2 + 2\,H_3PO_4$$
$$CaCl_2 + 2\,H_2O \rightarrow Ca(OH)_2 + 2\,HCl.$$

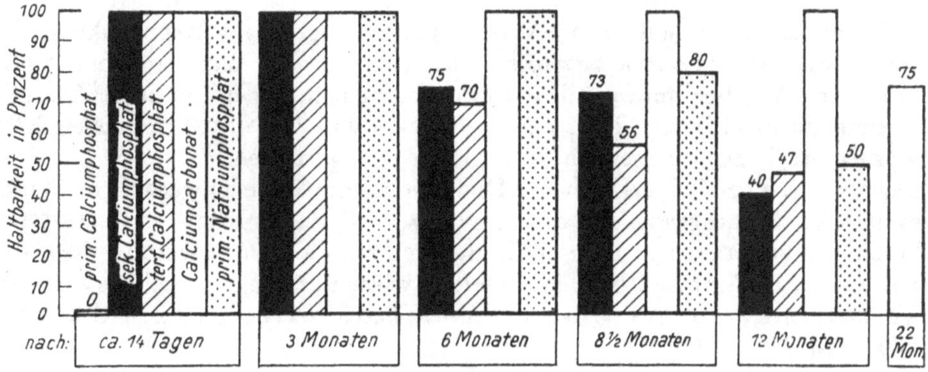

Abb. 2. Versuchsreihe 1. Reine Substanzen + 100 I. E. krist. Vit. D_2/g

Diese saure Reaktion verursacht die Zerstörung des Vitamin D. Beim nicht hygroskopischen NaH_2PO_4 tritt dieser Abfall nicht auf.

Die wäßrige Lösung des primären Natriumphosphates reagiert sauer:

$$NaH_2PO_4 \rightleftarrows HPO_4'' + H^+ + Na^+$$

Nach der Zugabe von Wasser ist auch hier das Vitamin binnen zwei Tagen zerstört.

In Calciumlactat war keine Veränderung zu erwarten. Der Haltbarkeitsverlauf dürfte hier ein ähnliches Bild zeigen, wie in Calciumcarbonat.

*) Herrn H. TSCHAPKE danken wir für die Durchführung der chemischen Bestimmungen.

Überraschend ist die außerordentlich gute Haltbarkeit des D-Zusatzes in Calciumcarbonat.

Die Untersuchung des $CaCO_3$ machte mitunter Schwierigkeiten. Steigende Gaben beeinträchtigen das Wachstum von Ratten. Selbst bei den an sich geringen Mengen von maximal 20 mg pro Tier und Tag, wie sie in unseren Versuchen zur Anwendung kamen, konnten mehrfach unterdurchschnittliche Gewichtszunahmen beobachtet werden. Geringere Zunahmen vermögen im Vergleich zu den Tieren der Standardgruppen einen höheren D-Gehalt vorzutäuschen. So testeten wir den D-Gehalt in entsprechenden Fällen mitunter höher als er auf Grund der Vitaminierung sein konnte. (Diese Werte wurden in den Diagrammen gleich 100 gesetzt). Die Vermutung liegt nahe, daß das Zusammentreffen von $CaCO_3$ und ausreichenden Rachitisschutz gewährender D-Menge die Ursache für die unternormalen Zunahmen war; dies um so mehr als gleiche Mengen $CaCO_3$ das Wachstum nicht zu stören brauchen (s. a. Vorversuche).

Da jedoch die einzelnen Bestimmungen immer mit der gleichen Ausgangssubstanz in verschiedenen zeitlichen Abständen durchgeführt wurden, sind unabhängig vom absoluten Ausgangswert die relativen Ergebnisse immer miteinander vergleichbar. Es bleibt also festzuhalten, daß kristallisiertes D_2 in Alkohol absol. gelöst, dem $CaCO_3$ zugesetzt über einen Zeitraum von einem Jahr wirksam bleibt und nach 22 Monaten noch rund 75% seiner antirachitischen Wirksamkeit aufweist.

An dieser Stelle muß die in Versuchsreihe 5 angegebene Reproduktion des Versuches von LIEBSCHER besprochen werden. Sie war nach den vom Autor gemachten Angaben durchgeführt worden [6]. In einem sogleich nach der Vitaminierung durchgeführten Test, den die Arbeit von LIEBSCHER vermissen läßt, wurden 91% der zugesetzten D-Menge wiedergefunden. Nach 3-monatiger Lagerung in einer Pulverflasche im Dunkeln konnte keine antirachitische Wirksamkeit mehr nachgewiesen werden, wodurch wir das Ergebnis von LIEBSCHER bestätigen konnten. Dies war u. E. auch nicht anders zu erwarten, denn Öl, das auf eine so große Oberfläche verteilt wird, unterliegt schnell oxydativen Veränderungen. Die sich dabei bildenden Fettperoxyde zerstören das Vitamin D rasch.

Auf Grund dieses und ähnlicher Versuche kam LIEBSCHER zu dem Schluß, daß „das D-Vitamin in Mischungen mit kohlensaurem Kalk nicht beständig ist“ [6]. Seine Arbeit wird auch heute noch von den Kritikern der Futterkalkvitaminierung häufig herangezogen. Sie steht jedoch im Widerspruch zu unseren Ergebnissen. Es kann der Schluß gezogen werden, daß offensichtlich das Vitaminierungsverfahren den Ausschlag für die divergierenden Ergebnisse gab.

Das Ergebnis der gelungenen Reproduzierung von LIEBSCHERS Feststellungen läßt Zweifel an der Zweckmäßigkeit der Futterkalkvitaminierung mittels öliger Vitamin-D-Lösungen berechtigt erscheinen, sofern keine wirksame Stabilisierung durch Antioxydantien oder dergl. vorgenommen wird. Unter den für unsere Untersuchungen gegebenen Bedingungen liegt jedenfalls die *Über-*

legenheit der Vitaminierung von D in alkoholischer Lösung ebenso auf der Hand, wie die völlig *unzureichende Haltbarkeit der öligen Lösung.*

Die Ergebnisse der ersten Versuchsreihe ließen es angebracht erscheinen, die bereits verwendeten Substanzen (in *Versuchsreihe 2*) erneut, aber in Mischungen, zu prüfen (Abb. 3). Es sollte vor allem geklärt werden, ob prim. Calciumphosphat auch in solchem Fall den Vitamin-Zusatz zerstören würde. So wurden zwei Mischungen zusammengestellt, deren eine (B) alle 5 Substanzen (die 3 Calciumphosphate, $CaCO_3$ und prim. Natriumphosphat) zu gleichen Teilen enthielt, während die andere (A) ohne das primäre Calciumphosphat hergestellt wurde.

Wider Erwarten zeigte es sich, daß die Vitamin D-Wirkung der Mischung *mit* primärem Calciumphosphat erst nach 6 Monaten abzusinken begann und im Verlauf des nächsten halben Jahres sogar der Mischung ohne prim. Ca-phosphat etwas überlegen war.

Der *Vergleich mit den Resultaten der ersten Versuchsreihe* ergibt eine gewisse Ähnlichkeit mit dem Verhalten der Mischungen von Vitamin D mit sek. und tert. Calciumphosphat sowie prim. Na-phosphat. Die Hygroskopizität des prim. Ca-phosphates dürfte durch die anderen Bestandteile — insbesondere das $CaCO_3$ — ausgeglichen worden sein.

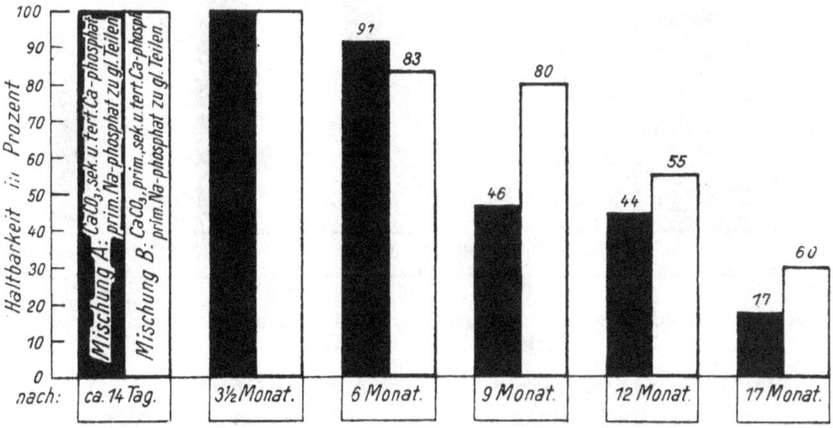

Abb. 3. Versuchsreihe 2. Mischungen aus den in 1 verwendeten Substanzen + 100 I. E. krist. Vit. D_2/g

Hier — wie auch bei den Phosphaten der Versuchsreihe 1 — kann im übrigen auf Grund der Vorversuche über die antirachitische Wirksamkeit des Phosphatgehaltes der D-vitaminierten Substanzen vermerkt werden, daß die gefundenen Werte all etwas zu hoch liegen dürften. Da es sich dann aber lediglich um eine gewisse Parallelverschiebung des Haltbarkeitsverlaufes handeln würde, ergibt sich hieraus keine grundsätzliche Änderung der oben gemachten Aussagen.

Im weiteren Verlauf der Untersuchungen sollte der Einfluß von Substanzen untersucht werden, die als quantitativ nicht unerhebliche Beimengungen in den meisten Futterkalken vorhanden sind. Als Hauptsubstanz hierfür bot sich $CaCO_3$ auf Grund der bereits gemachten guten Erfahrungen an. Wir wählten Zusätze von jeweils 30% NaCl, 30% Viehsalz, 20% Knochenfuttermehl, 20% Natriumbicarbonat und 5% Magnesiumoxyd.

Versuchsreihe 3 (Abb. 4). Eine geringe Vitamin-D-Haltbarkeit war in Gegenwart von Koch- und Viehsalz zu erwarten, wahrscheinlich bedingt durch die starke Hygroskopizität bei Viehsalz verstärkt durch den Gehalt an Vergällungsmitteln (z. B. Eisenoxyd) sowie das Vorhandensein von Verunreinigungen (Kalium, Calcium, Magnesium in Form von Chloriden und Sulfaten).

Die Erwartungen trafen hinsichtlich des Viehsalzes voll ein: Bereits nach 2 Monaten ließ sich keine antirachitische Wirksamkeit mehr ermitteln. Bei dem Zusatz von NaCl dagegen war der D-Zusatz im dritten Monat noch voll wirksam, nach 6 Monaten jedoch gleich Null.

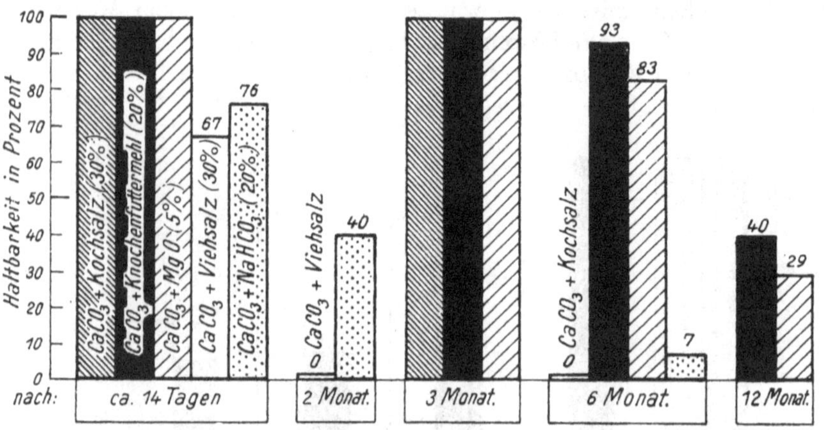

Abb. 4. Versuchsreihe 3. Calciumcarbonat mit verschiedenen Beimengungen + 100 I. E. krist. Vit. D_2/g

Auch $NaHCO_3$ machte sich nachteilig bemerkbar: Während nach 4 Monaten nur noch 40% des D-Zusatzes festgestellt werden konnten, war dieser nach 6 Monaten bereits bedeutungslos geworden.

Im Gegensatz dazu zeigten die Zusätze von Knochenfuttermehl und Magnesia einen weniger zerstörenden Einfluß auf das Vitamin D. Der Abfall auf 93 bzw. 83% nach 6 Monaten ist als unbedeutend anzusehen. Er erreichte erst nach 12 Monaten 40 bzw. 29%. Ein Vergleich mit reinem $CaCO_3$ weist auch hier auf den beträchtlichen Einfluß der Zusätze hin. Für Knochenfuttermehlzusatz ergibt sich eine Parallelität zu sek. und tert. Calciumphosphat in der Versuchsreihe 1, wobei zu berücksichtigen ist, daß nach dem Verlauf der Voruntersuchungen ein Abzug à conto des Phosphatgehaltes in Knochenfuttermehl nicht zu erfolgen braucht.

Versuchsreihe 4 (Abb. 5). Eine Futterkalkmischung ohne *Spurenelemente* kommt heute kaum noch auf den Markt, seit deren Bedeutung für den tierischen Organismus mehr und mehr erkannt wurde. Meist werden Eisen, Kupfer, Mangan und Kobalt verwendet. Wir wählten — analog der Versuchsreihe 3 — $CaCO_3$ als Hauptsubstanz und jeweils Zusätze von 0,5% Ferrosulfat, 0,5% Ferricitrat, 0,2% Kupfersulfat, 0,2% Mangansulfat und 0,02% Cobaltchlorid. Besonders Eisenverbindungen werden allgemein bezüglich ihres Einflusses auf die Vitamin D-Haltbarkeit nachteilige Eigenschaften nachgesagt.

Die Ergebnisse zeigten nach ca. 14 Tagen volle Wirksamkeit der Vitamin D_2-Zusätze bei allen fünf Mischungen. Nach drei Monaten aber hatten die sehr geringen Zusätze von Cobaltchlorid und Mangansulfat das Vitamin bereits völlig zerstört, während der Gehalt von 0,02% Kupfersulfat eine Verminderung von 40% verursacht hatte.

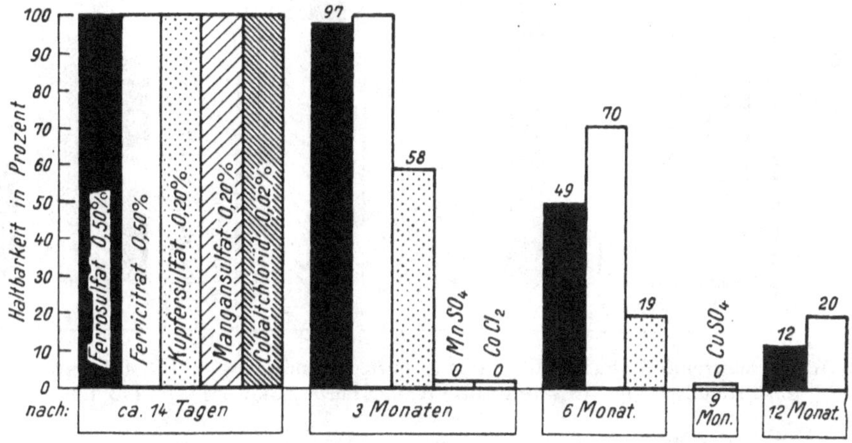

Abb. 5. Versuchsreihe 4. Calciumcarbonat mit verschiedenen Spurenelementen + 100 I. E. krist. Vit. D_2/g

Die Beimischung von Eisen-II- und III-Salzen war dagegen noch ohne Einfluß geblieben. Bei gleicher Relation zwischen den einzelnen Mischungen waren nach einem halben Jahr bei Ferricitrat 70% und bei Kupfersulfat noch rund 20% wiederzufinden. In der kupferhaltigen Mischung war nach 9 Monaten kein Vitamin D mehr festzustellen, während Ferrosulfat und Ferricitrat den D-Zusatz nach 1 Jahr auf 12 bzw. 20% vermindert hatten.

Unter den vorliegenden Bedingungen ergibt sich für die fünf Elemente — mit dem Vorbehalt der verschiedenen Konzentrationen — folgende Reihenfolge mit abnehmendem Vitamin D-zerstörendem Einfluß:

Co, Mn, Cu, Fe (III), Fe (II)

Das Vorurteil gegen Eisen dürfte demnach nicht zu Recht bestehen, denn nach einem halben Jahr waren — verglichen mit den anderen Elementen — immerhin noch nennenswerte Vitamin D-Mengen nachweisbar. — Insgesamt betrachtet ist ein negativer Einfluß der Spurenelemente auf die Haltbarkeit von Vitamin D_2 festzuhalten.

Da die Beimengungen von Spurenelementen in ihrer Quantität unbedeutend sind, andererseits aber die Haltbarkeit des Vitamin D_2 durch sie im Vergleich zu reinem $CaCO_3$ sehr beträchtlich verschlechtert wurde, läßt sich der Schluß ziehen, daß hier katalytische Vorgänge eine Rolle spielen.

Waren in den bisher besprochenen Versuchsreihen die wichtigsten Komponenten von Futterkalkmischungen einzeln geprüft worden, so ergab sich für die 5. *Versuchsreihe* nun die Möglichkeit, komplette Mischungen zu vitaminieren und die Haltbarkeit des Vitamin D in ihnen zu testen (Abb. 6, 7).

Wie erwähnt, wurden hierfür die Proben Z, Y sowie eine selbst hergestellte Mischung herangezogen. Eine Gegenüberstellung ihrer Zusammensetzung ist nachstehend zu ersehen.

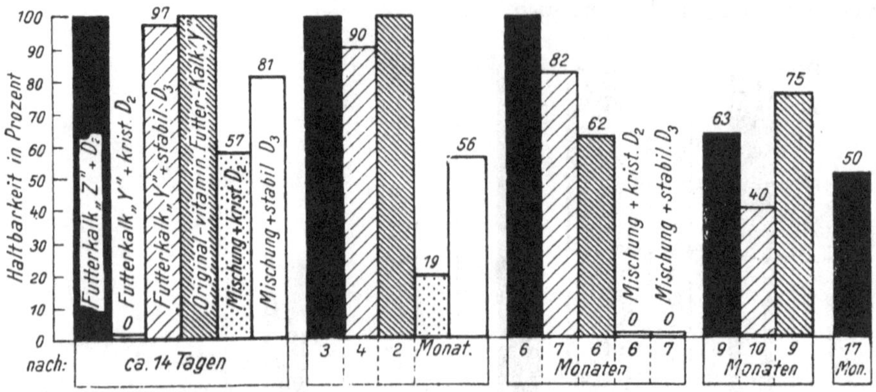

Abb. 6. Versuchsreihe 5. Futterkalke, eigene Futterkalkmischung + 100 I. E. krist Vit. D_2 bzw. stabilis. D_3/g sowie original-vitamin. Futterkalkprobe „Y" (40 I. E./g)

Aus der Tabelle geht hervor, daß die Handelsmischungen außer den von uns in den bisher geschilderten Versuchen geprüften Mineralsalzen und Bestandteilen auch noch Bolus alba, Chlorcalcium, Methylenblau, Aromatica und in homöopathischer Dosierung Arsenik enthielten.

Bei der Erhaltung der krist. D_2-Zusätze steht die Probe Z an erster Stelle. 100%ige Wirksamkeit nach 6 Monaten und das nur sehr langsame Absinken auf schließlich 50% nach 17 Monaten, trotz nachgeprüften Vorhandenseins von Eisen und Kupfer, übertrifft die Ergebnisse aller anderen Prüfungen mit Ausnahme des $CaCO_3$. Die Vorversuche erbrachten eine unwesentliche Steigerung der Wirksamkeit von Standarddosen um 16% durch Gaben der Probe Z. Dies ändert jedoch — wie bereits einmal ausgeführt wurde — grundsätzlich nichts an dem Ergebnis, zumal der Originalfutterkalk ohne Vitamin D-Zusatz keine antirachitische Wirksamkeit zeigte.

Wenn die Einzelprüfungen von Viehsalz, Spurenelementen etc. eine z. T. sehr rasche Zerstörung der Vitamin D-Zusätze ergaben, nimmt es nicht Wunder, daß die Summierung dieser Faktoren in der Probe Y von vornherein eine stark zerstörende Wirkung auf das von uns zugesetzte krist. Vitamin D_2 erwarten lassen mußte. In der Tat zerstörte Probe Y (auch in der Wiederholung) den D-Zusatz bereits binnen weniger Tage.

Zusammensetzung der verwendeten Futterkalkmischungen

Probe Y		Probe Z	
38,3 %	Bolus alba	99,17%	Calciumcarbonat sek. und tert. Calciumphosphat
10,0 %	Chlorcalcium	0,62%	Ferrum metall. pulv.
10,0 %	Calciumcarbonat	0,19%	Kupfersulfat
17,0 %	Knochenfuttermehl	0,20%	Aromatica D_4 Arsenik
12,0 %	phosphorsaurer Futterkalk		
10,0 %	Viehsalz		
1,7 %	Spurenelemente		
0,02%	Methylenblau		
1,0	Vit. D-Konzentrat = 40 IE/g		

Eigene Mischung

43,50%	Calciumcarbonat
22,50%	sek. Calciumphosphat
22,50%	tert. Calciumphosphat
10,00%	Viehsalz
1,42%	Spurenelemente
0,5 %	Ferrosulfat
0,5 %	Ferricitrat
0,2 %	Kupfersulfat
0,2 %	Mangansulfat
0,02%	Cobaltchlorid

In der — bis auf Bolus alba — ganz ähnlich zusammengestellten eigenen Mischung hatte das Vitamin nach 14 Tagen 57% und nach 2 Monaten nur noch rund 20% seiner Wirkung behalten.

Trotz der guten Haltbarkeit in dem Futterkalk Z läßt sich folgern, daß die Vitaminierung derart vielseitig zusammengestellter Mischungen mit nicht stabilisiertem krist. Vitamin D_2 in alkoholischer Lösung keine Bedeutung haben kann. Andererseits ist zu betonen, daß gerade diese Vielseitigkeit der Komponenten den Wert eines Futterkalkes ausmacht.

Die Vitaminierung mit in Alkohol gelöstem krist D_2 veranschaulicht in deutlicher Weise, welche Futterkalkkomponenten die Haltbarkeit des reinen stabilisierten Vitamins beeinträchtigen.

Es war nun weiterhin von Interesse, die *Haltbarkeit eines stabilisierten Präparates mit der des krist. D_2 zu vergleichen.* Dies geschah im Kalk Y sowie der eigenen Mischung. Die Versuche zeigten eine wesentliche Überlegenheit des stabil. D_3 im Kalk Y. Mit einer Wirksamkeit von rund 75% der zugesetzten D_3-Menge nach 9 Monaten ist die Haltbarkeit des stabil. D_3 in der Probe Y — unter den für unsere Versuche geltenden Bedingungen — als gut und praktisch anwendbar anzusprechen. Unerwarteterweise ergaben sich für die eigenen Mischungen erheblich geringere Werte. Nur 56% betrug die antirachitische Wirksamkeit nach 2 Monaten und fehlte nach 7 Monaten völlig.

Es besteht die Möglichkeit, daß eine Verreibung des stabilisierten D_3 im Mörser die Vitaminstabilität beeinträchtigt. Unter diesem Gesichtspunkt müßte die Haltbarkeit allgemein als sehr gut bezeichnet werden. Eine unbewußt schärfere Behandlung der eigenen Mischung bei der Vitaminierung kann die Ursache für die unterschiedliche Haltbarkeit sein.

Die originalvitaminierte Futterkalkprobe Y blieb mit 62% nach 6 Monaten und 40% nach 10 Monaten etwas hinter unserem D_3-Zusatz zurück.

Um schließlich die sonst gleichbleibend unter Ausschluß von Tageslicht durchgeführte Lagerung zu verändern, wurden eine eigene Futterkalkmischung mit stabilisiertem Vitamin D_3 sowie $CaCO_3$ mit krist. Vitamin D_2 neu vitaminiert und nach Ansetzen des ersten Testes 3 Wochen lang bei Tageslicht und Zimmertemperatur, jedoch in geschlossener Weißglasflasche aufbewahrt. Anschließend konnte in keiner der beiden Substanzen noch eine antirachitische Wirkung festgestellt werden. Obwohl es sich um Mengen von je 200 g handelte, hatte die dreiwöchige Lichteinwirkung trotz relativem Luftabschluß doch genügt, um nicht nur das krist. D_2, sondern auch das stabilisierte Vitamin D_3 unwirksam zu machen (Abb. 7).

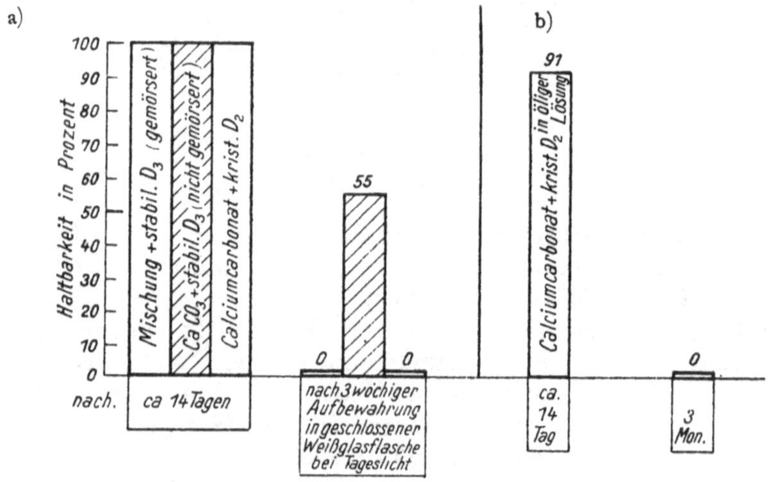

Abb. 7 noch zu Versuchsreihe 5. a) Einfluß von Tageslicht auf stabilis. D_3 und krist. D_2 b) Reproduktion des Versuches von LIEBSCHER

Die Zerstörung des krist. Vitamin D_2 durch Licht war vorauszusehen. Daß jedoch ein stabilisiertes Präparat so versagte, legte die Vermutung nahe, auch hier in der bei der Beimengung erfolgten Behandlung im Mörser den Grund zu suchen. Es wurde deshalb eine erneute Vitaminierung von $CaCO_3$ (die Wahl der Trägersubstanz war in diesem Falle ohne Bedeutung) mit stabilisiertem Vitamin D_3, aber ohne jede mechanische Beanspruchung, vorgenommen. Der wiederum nach dreiwöchiger Tageslichteinwirkung durchgeführte Versuch ergab eine Wirksamkeit von 55% bezogen auf eine gleiche Probe, die jedoch dunkel aufbewahrt worden war. Hieraus geht eindeutig die Notwendigkeit einer vorsichtigen Behandlung dieses stabil. Präparates hervor. — Die praktische Bedeutung ist nicht allzu groß, da Futterkalk — meist in Papiersäcken abgefüllt — kaum einer so direkten Lichteinwirkung ausgesetzt sein dürfte.

Weiterhin wurde noch ein Versuch durchgeführt, in dem der Vitamin D-Gehalt von zwei im Handel befindlichen Mineralstoffmischungen — etwa 3 Monate nach der Vitaminierung — untersucht wurde. Die Untersuchung ergab 60 bzw. 20% des deklarierten Vitamin D-Gehaltes! Von den betreffenden Firmen war keine Haltbarkeitsdauer angegeben worden. Wir erwähnen dies Ergebnis, um auf die Notwendigkeit vertrauenswürdiger Garantien seitens der Hersteller aber auch geeigneter Kontrollmaßnahmen von staatlicher bzw. berufsständiger Seite hinzuweisen.

E. Zusammenfassung

In Versuchen, die an etwa 4000 jungen wachsenden Ratten durchgeführt wurden, sollte die Haltbarkeit von Vitamin D-Zusätzen in verschiedenen Mineralsalzen und Futterkalkmischungen festgestellt werden. Die Aufbewahrung der vitaminierten Substanzen erfolgte bei relativem Luftabschluß und — mit der unter 4. erwähnten Ausnahme — im Dunkeln.

Im Einzelnen wurde gefunden:

1. Krist. Vitamin D_2, das in Alkohol gelöst verschiedenen Substanzen zugesetzt wurde, wies in $CaCO_3$ nach 22 Monaten noch 75% seiner Wirksamkeit auf. Dagegen wurde das Vitamin in primärem Calciumphosphat sofort zerstört. Im sekundären und tertiären Calciumphosphat sowie im primären Natriumphosphat wurden nach $8^1/_2$ Monaten 73, 56 bzw. 80%, nach 12 Monaten 40—50% fesgestellt. Die nach Wasseraufnahme (Hygroskopizität!) saure Reaktion des prim. Calciumphosphates konnte als Ursache für die D-Zerstörung nachgewiesen werden. In Mischungen der gen. Mineralsalze begann die Wirksamkeit nach 6 Monaten abzusinken und betrug nach 12 Monaten rund 50%. — Zu $CaCO_3$ vorgenommene Beimengungen zeigten sehr unterschiedliche Wirkung auf die Haltbarkeit des Vitamin D_2. Eine sofortige oder doch sehr rasche Zerstörung wurde durch Zusätze von jeweils Viehsalz, Kochsalz, $NaHCO_3$, $MnSO_4$, $CoCl_2$ und $CuSO_4$ bewirkt. Bei Zugabe von Eisen-II- und III-Salzen betrug die Wirksamkeit nach Ablauf von einem halben Jahr 50 bzw. 70%, nach einem Jahr 12 bzw. 20%. In geringerem Maße minderten Knochenfuttermehl und MgO-Beimengungen die antirachitische Wirksamkeit: Hier ergaben sich Werte von noch nahezu 100% nach 6 Monaten und 40 bzw. 30% nach einem Jahr.
2. Krist. Vitamin D_2 hielt sich in einem Handelsfutterkalk (Probe Z) über 6 Monate zu 100% und war erst nach 17 Monaten auf 50% abgefallen. Dagegen wurde es durch einen anderen Futterkalk (Probe Y) sowie eine eigene Mischung sofort bzw. binnen 2 Monaten zerstört. Im Gegensatz hierzu zeigte ein stabilisiertes Vitamin D_3-Präparat nach 9 Monaten bis zu 75%ige Haltbarkeit, obwohl es durch Verreibung im Mörser bei der Vitaminierung in seiner Stabilität beeinträchtigt worden sein dürfte. Ein original vitaminierter Futterkalk des Handels zeigte nach 6 Monaten rund 60% und nach 10 Monaten 40% seiner anfänglichen antirachitischen Wirksamkeit.

3. Krist. Vitamin D_2, das in *öliger Lösung* $CaCO_3$ zugesetzt worden war, wurde innerhalb von 3 Monaten zerstört. Hierdurch konnten die diesbezüglichen Ergebnisse von LIEBSCHER [6] bestätigt werden.
4. Stabilisiertes Vitamin D_3 wurde durch dreiwöchige Lagerung bei Tageslicht und relativem Luftabschluß in der eigenen Futterkalkmischung wie auch in $CaCO_3$ unwirksam. Dies beruhte wahrscheinlich auf der in der Art der homöopathischen Verreibung im Mörser erfolgten Vitaminierung, da sich nach schonender Beimengung unter sonst gleichen Bedingungen eine 55%ige Haltbarkeit feststellen ließ.
5. Auf die nach bereits 3 Monaten stark verminderte antirachitische Wirksamkeit von zwei D-vitaminierten Mineralstoffmischungen des Handels wurde hingewiesen.

6. *Schlußfolgerungen.*

Die Vitaminierung einer vielseitig zusammengesetzten Futterkalkmischung mit krist. Vitamin D_2 erscheint besonders bei Gegenwart von Vieh- oder Kochsalz sowie Cobalt, Mangan und Kupfer zwecklos; ebenso der Zusatz einer öligen Vitamin D-Lösung (Vigantol in Sesamöl oder krist. D_2 in Klauenöl). Diese Feststellung dürfte sich, obwohl sie lediglich anhand von Versuchen mit $CaCO_3$ getroffen wird, verallgemeinern lassen, da D_2, welches in alkoholischer Lösung mit $CaCO_3$ gemischt worden war, sehr gute Haltbarkeit bewies.

Die gute Haltbarkeit des stabilisierten Vitamin D_3 und des zur Herstellung des handelsüblichen Futterkalkes Y verwendten D-Präparates verglichen mit krist. D_2 beweist den Nutzen der Vitamin D-Stabilisierung. Die Lichtempfindlichkeit des stabilis. D_3 erwies sich als verhältnismäßig gering, während krist. Vitamin D_2 im Gemisch mit Futterkalk üblicher Zusammensetzung oder mit $CaCO_3$ allein bei Aufbewahrung unter Lichtzutritt rasch zerstört wurde.

Wirksame Garantien der Herstellerfirmen sowie geeignete Kontrollmaßnahmen erscheinen angezeigt.

Literaturverzeichnis

1 Mitteilungen d. DLG v. 2. 8. 52, sowie Richtlinien für die Herstellung von Futterkalk.
2 TRAPP, H., Beitrag zur Frage: Mineralische Beifuttermischungen mit oder ohne Vitamin D-Anteil? Hildesheim (1950).
3 KIRSCH, Vet. med. Nachr., Heft 1, 5 (1954).
4 EDDY, Vitaminology, Baltimore 1949, S. 49.
5 VOGEL-KNOBLOCH, Chemie u. Techn. d. Vit., S. 223.
6 LIEBSCHER, W., Z. f. Tierern., *1*, 265 (1938).
7 TSCHAPKE, H. u. PLESSING, H., Naturwissensch. *42*, 417 (1955).
8 SCHEUNERT-SCHIEBLICH in Bömer-Juckenack, Handb. d. Lebensmittelchemie Bd. 2 (1935).
9 COWARD, K., The biol. Standard. of the Vitamins, London 1947.
10 BLISS, C. I. in György, Vitamin Methods, Vol. 2, New York 1951.
11 BRUCE, H., CELLOW, R., Biochem. J. *28*, 512 (1934).
12 COWARD, K., CASSNER, E., Biochem. J., *34*, 539 (1940).

Eingegangen am 2. 12. 55

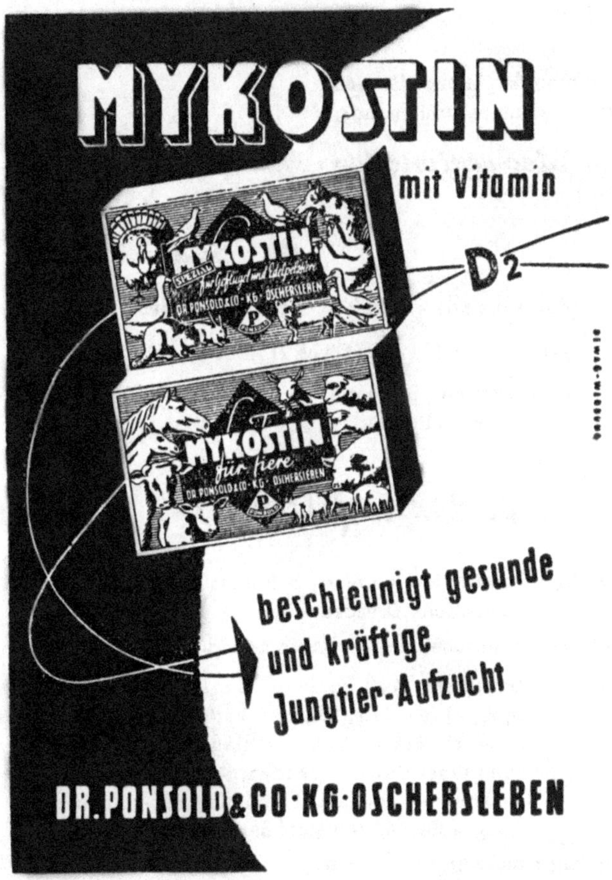
MYKOSTIN
mit Vitamin
D2
beschleunigt gesunde
und kräftige
Jungtier-Aufzucht
DR. PONSOLD & CO · KG · OSCHERSLEBEN

FSC
www.fsc.org
MIX
Papier | Fördert gute Waldnutzung
FSC® C083411

Zeitfracht Medien GmbH
Ferdinand-Jühlke-Straße 7
99095 Erfurt, Deutschland
produktsicherheit@kolibri360.de